精神科医　　　　　る

―診察室の人間学―

井原　裕 ［著］

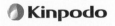

■ はじめに

　私は、夢と希望をもって、この世界に入った。いにしえの昭和の時代からだから、すでに三元号をこの仕事とともに生きてきた。精神科医になってよかったと思う。予想以上にいい仕事だった。おかげで、暗黒の十代にイメージしたよりは、はるかに充実した人生を送れている。

　本書は、その私の経験を踏まえて、精神科医ライフを知っていただき、少しでもいいものにするための方法をお伝えするものである。はじめに、三点を強調したい。

　① 知的なロマン：「人間」が精神科医の生涯のテーマである。
　② 臨床家としての志：患者さんのためによき精神科医であってほしい。
　③ 専門家としてのプライド：精神科医とは「人間の診立てで飯を食うプロ」である。

　第一に、人間こそ、精神科医の生涯のテーマである。知的なロマンをもって、この世界に飛び込んでほしい。消去法で選んでほしくない。消去法で選ぶには、精神科医の仕事はおもしろすぎる。この仕事は、職業柄、ありとあらゆる種類の人間と接する。社会階層は、大会社の社長から路上生活者までのフルレンジである。職業も、政治家、弁護士、会計士、官僚、大学教授、ビジネスマン、OLから風俗嬢やヤクザまですべてである。精神鑑定を頼まれれば、人殺し、放火魔、強姦犯とも心理戦を行う。これだけの経験をさせてくれる職業は、そうない。人間に関する関心と、温かい愛情と、少しばかりの好奇心をもって、この仕事を楽しんでほしい。

第二に、よき精神科医であってほしい。これは、まずは患者さんのためによき精神科医であってほしいということだが、それだけではない。実は、精神科医自身のこころの健康にもかかわってくる。精神科医としてのレベルが低い人間は、メンタルヘルスも悪い。精神科医として優れた人は、メンタルヘルスもよい。精神科医になって自分自身のメンタルをやられてしまう人間は、精神科医としてのレベルを上げ切れていない人が多い。厳しい言い方になるが、要は、臨床家としての技量が劣るのである。患者さんから軽く見られてもしかたない。逆に、よき精神科医は、来る日も来る日も患者さんに感謝してもらっている。本人の自覚としては大したことはしていないので、いささか照れ臭いのだが、まあ、悪い気はしない。おだてられて木に登る豚になってはいけないが、日々の臨床が人生を豊かにし、こころを健康にしてくれている。若き精神科医たちにおかれては、精神科医としての士気を高く保つためにも、どうかぜひとも、よき精神科医であってほしい。

　第三に、プロの精神科医としてプライドをもってほしい。そのためにも、ぜひ、精神科医以外の人間と付き合ってほしい。他の診療科の医師、看護師や薬剤師だけではない。弁護士、検察官、裁判官などの法律のプロ、経営者、起業家、コンサルタントなどのビジネスのプロ、哲学者、文学者、社会学者などの学問のプロなどである。こういう人たちと付き合おうとすれば、「では、おまえは何者か？」ということが問われる。そういうときに、「俺は精神科医だ。人間の診立てで飯を食うプロだ」といってほしい。そう口に出していう必要はないが、内心、そういえる程度には、普段から準備しておいてほしい。

　精神科医の同僚たちのなかには、残念ながら燃え尽きてしまった人もいる。先輩や同世代の仲間だけではない。かつて指導した新人医師たちのなかにも、まだ働き盛りのはずなのに、早くも「疲れたロートル」に成り下がった人もいる。

　私の場合、幸運なことに、宮本忠雄、加藤敏、小田晋、北山修といった光り輝く精神科医たちを見てきた。土居健郎、笠原嘉、中井久夫、木村敏といったスター教授も、学会で身近に目撃してきた。留学中の恩師ハーマン・ベリオス、同

僚のマウリシオ・シエラ、エリック・チェン、イヴァ
ナ・マルコーヴァなども、常に何かを目指して、真
剣に精神科医人生に取り組んでいた。西丸四方、
安永浩の両先生からは、精神科医として生き、精
神科医として死ぬとはどういうことかを、教えられ
た。私は偉大な精神科医たちを自分の目で見て
きたので、この人たちが生涯をかけて取り組んだ
精神科医という職業が、くだらない仕事のはずが
ないという確信がある。

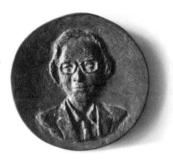

恩師故宮本忠雄先生
（自治医科大学初代教授）

　仲間たちのなかには、精神科医という職業から脱落していった人もいる。肩書
こそ「精神科医」を名乗っているけれど、すでに意欲は衰え、臨床の第一線から
は早々に退いてしまった。きっと、疲れてしまったのだろう。しかし、私は尊敬で
きる数々の精神科医を知っているので、この人たちの後についていけば、必ずや
充実した生涯を送ることができると確信している。

　本書は、精神科医を目指す医学生、研修医、専攻医（精神科専門医プログラム履
修中）を主たる読者としている。しかし、それ以外にも、肩に重荷を背負った中堅
の精神科医にも読んでほしいと思う。本書のなかに、この仕事を細く、長く、少
しばかりエキサイティングに続けていくことができるコツのようなものを、読み
取っていただければと思う。

　本書の主たるメッセージは、いたってシンプルである。①精神科医という職業
には知的なロマンがあふれており、②臨床家としての志を忘れず、③専門家とし
てのプライドに生きようとすることで、この仕事はますますおもしろくなる。人生
自体も充実したものになるはずである。

2024年3月

獨協医科大学埼玉医療センター　こころの診療科

井原　裕

Contents

第二章　精神病理をどう学ぶか

III. 哲学などの学び方　　　　　　　　　　　101

第三章　精神科医のメンタルヘルス

モノローグ　我が精神科医人生のあけぼの

第一章

精神療法の
技術

精神科医初日に
驚嘆すべきことが起きる

　医師になって白衣を着てみると、その初日に驚くべきことが起きる。突然、患者に「先生！」と呼びかけられるのである。精神科医の場合、もっと驚く。患者が「先生！」と呼びかけるとき、それは「精神療法のプロ」という意味だからである。患者は「先生の言葉を待っている。頼りにしていますよ」という意味を込めてくる。こんな重い話はない。精神科医になるべくして生まれた人はいない。精神療法家になるべくして生まれた人もいない。それが、初日からいきなり「精神療法のプロ」とみなされる。

　医師で作家のハンス・カロッサは、新人時代を回顧して、率直にもこう述べている。「私としては、治療の仕事のほうは、ほんの片手間にやり、詩人たる天職を果たすのを、本業にしていくつもりだった」（Carossa,1933）と。ところが、こんな中途半端な思惑など一瞬で崩れるような経験をする。患者との出会いである。「その日から、保証付きの知識だけでは、もうどうにもならなくなったのだ。人間が人間に呼びかけてきた」（Carossa,1933）のであった。

　このカロッサのいう「人間が人間に呼びかけてくる」経験ぐらい恐ろしいものはない。人間としての患者が、人間としての自分に対して、真っ向勝負を挑んでくるのである。

　カロッサは開業内科医であって、精神科医ではなかった。それにもかかわらず、カロッサの経験は精神科医にもあてはまる。むしろ精神科医にこそあてはまるといえる。内科医に対して以上に、精神科医に対してこそ、重い期待をこめて「先生！」と呼びかけてくるのである。

　患者は挑んでくる。精神科医としてどう対処すればいいのか。それを考えるところに、技術としての精神科面接が始まる。

Take
home
message
　精神科医は、患者に「精神療法のプロ」とみなされる。
しかも、白衣を着たその日から。

■ 技術は精神科医を作らない

　ところが、新人精神科医にとって一番知りたいことを、指導医は教えてくれない。神田橋條治は九州大学の新人時代に、患者への対応で困って、指導医の西園昌久に助力を求めたときの経験を、こう述べている。

> 　（西園）先生は「だけど、なんとかしてやらないと可哀相じゃないか。患者は頼っているんだから」と言われた。この先生の言葉は全く予想外のものであった。
> （中略）あのとき、私は技術の指導をしてもらえぬことを不満に感じたが、先生は、技術よりもまず利他の姿勢が不可欠である、と教えられたのであった。
>
> （神田橋，1990）

　神田橋は、今日にいたるまで精神科医の教師として、その独特の語りをもって「技術の指導」を行ってきた人だが、その原点となった経験がこの挿話にあると思われる。新人が求めているのは「技術の指導」である。ところが、指導医は教えることができるはずの「技術」については教えてくれず、その代わりにまずは「なんとかしてやらないと」という。新人としては、「なんともできないからこそ質問しているのに、それを『なんとかしてやらないと』はないだろう」、当然、そう思うであろう。

　このフラストレーションは新人精神科医に共通している。とはいえ、指導者側としては彼らに耐えることも学ばせなければならない。技術が精神科医を作るのではない。そのことは、中井久夫も述べている。「精神科医は何よりもまず患者との相互作用によってつくられるのだ」（中井，1982）と。

Take
home
message

技術の前にまずは「利他の精神」をこそ。
「なんとかしてやらないと可哀相じゃないか」（西園昌久）。

患者が未熟者を精神科医に育てる

　患者との相互作用が利他の精神を育み、それが結果として一人の精神科医を育てる。その点は、私個人の経験に照らしてもいえる。

　私は、精神科医になるとき「患者のためにすべてを犠牲にする」ほど、高邁な志をもっていたわけではない。さすがにカロッサのように率直に「片手間」という言葉は口に出せなかったが、夕方には仕事を終え、その後は自分の精神の世界に戻りたいと思っていた。それができる職業として、精神科医を選んだはずだった。

　このようなスタンスにもかかわらず、患者に対する責任意識は自然と芽生えていった。自分でも不思議であった。自分だけのためならあくせく働くつもりなどなくても、人から頼まれれば意気に感じてその気になる人間がいる。そういえば、受験勉強で使った『試験にでる英熟語』(森, 1997)には、"He does not like to work for himself, but when it comes to helping others, he does not mind doing anything." という "when it comes to" を覚えさせるための例文があった。「自分のために働くのは好きではないが、彼は人のためとあらば、何をすることもいとわない」という意味である。高校時代は「こんなお人好しがいるものか?」と思っていたが、まさか自分がこのタイプだとは知らなかった。

　私の場合、患者を受けもつことで突然モチベーションが上がった。患者の皆さんに感謝しなければいけない。明らかに患者が自分を精神科医に育ててくれた。患者が信頼してくれる以上、自分にできることを考えなければいけない。そうして小さな工夫を試み、それを重ねるうちに、あとは経験が自分を成長させてくれた。「努力」の意識はなかった。「患者を診る。ニーズを聴く。自分なりに工夫する」という日々の繰り返しだけで、患者の皆さんが自分をある程度の精神科医にしてくれた。世間知らずの若者を、一人前の精神科医に育ててくれたのは、中井のいう「患者との相互作用」であった。

Take
home
message
　患者を受けもつことで突然モチベーションが上がる。
「患者との相互作用」が一人の精神科医を育ててくれる。

■「技術の指導」もまた必要

　それでも技術は必要だと思う。日々の診療の経験、患者との相互作用、それらだけでは不十分であろう。私は今では指導医の立場なので、その立場から若い精神科医たちを見てみると、精神科面接を技術抜きで行おうとしすぎるように思える。患者への奉仕感情だけで対応しようとして、結果として自分には御しがたい事態に捲き込まれている。ある程度の技術指導は必要である。精神訓話だけでは、現状を打開できない。ここで神田橋の言葉をもう一度引用する。

> 「もっとも、こんにち多くの精神療法の分野では、実際に治療行為をおこなうという実務体験のなかで、患者を巻き込みながらしだいに技術を身につけていくのが普通である。たしかにそれでも技術は伸びてゆくが、試合ばかりしながらテニスをおぼえていくときに似て、我流の癖に固まってしまいやすい。」
>
> （神田橋，1990）

　西園に対する神田橋の反論がここにある。実務体験は確かに必要である。しかし、我流で技術を磨くだけでは限界がある。自分の技術を別の角度から見直して、修正していかなければならない。それなくしては、成長はないはずである。そのきっかけを与えるのが、指導である。神田橋は、長い精神科教師生活を通して、「コツ」という表現で技術を伝えようとしてきた。神田橋は、一面では「実務作業における技術は、反復習練により、知らず識らずに身体にしみこんで」いくにすぎず、「文章で拾いあげることは難しい」こともまた認めている。

　神田橋は多くの言葉を費やして、ついに最後には「本質として不可能である」と述べた。それほどまでに難しい技術の伝達を、それにもかかわらず私は試みてみたいと思う。それというのも、なんともできなくて苦労していて、それなのに「なんとかせよ、可哀相じゃないか」といわれて困っている若手医師を多く見てきたからである。精神科臨床の教師としては、たとえ本質を伝えることが難しくても、本質に近づくヒントだけでも伝えたいと思う。

Take
home
message

精神科面接は奉仕感情だけではできない。技術がいる。
それを伝えるのは難しいが、ヒントなら伝えられる。

■ 保険診療の
時間的制約を利用する

「患者が多すぎて、話を聴いている時間がない」、そういう精神科医たちもいる。この時間の制約こそ、精神科面接に技術が必要な理由になりえる。「時間がない」というフレーズを、言い訳として自嘲気味に語るのではなく、逆に精神療法の条件として、患者に伝えてみてはどうだろうか。

「大事なことに絞ってほしい。時間が足りないからだ」、そう患者に率直に伝えて、患者に優先順位というものを意識させればいいのではないか。

　保険診療の実態として、どこの病院でも外来は混雑している。大学病院や総合病院なら、半日で20人、一日で40人近くは診なければならないだろう。単科精神科病院ならば、さらに多くなる。こうなると一人にかけられる時間は、「医師の持ち時間÷患者数」である。この現実こそ、精神科面接を技術として洗練させるべき理由になりえると思う。

　保険診療上、「通院・在宅精神療法」名義の診療報酬請求では、初診時に30分以上、再診時は5分以上が必要とされている。逆にいえば、時間はこれだけでいい。「初回30分、2回目以降5分」でできることが保険診療の通院精神療法であると定義し直せばいい。

　したがって、「精神療法イコール『時間をかけて話を聴く』」というステレオタイプは、捨てるべきである。時間がないからこそ、れっきとした技術がいる。精神科面接とは、患者に話したいだけ話をさせることではなく、「30分、5分」という制約のなかで、精神療法的に意味のある話題に限定して話をさせることである。長い身の上話をする場ではない。後回しにすべきことは、後回しにする。もっとも優先すべきテーマに絞って話し合い、次回の予約日まで生き延びるために暫定的な結論を導くことが、通院精神療法の目的である。

　幸い、回数の制限はない。一回のセッションの時間には限度があるが、回数はいくらでも可能であり、半永久的に通院することもできる。この「時間制限はあるが、回数制限はない」という条件こそ、治療構造としたい。

Take
home
message
「時間制限はあるが、回数制限はない」、
これが通院精神療法の治療構造。

もっとも必要な技術は、優先順位と取捨選択

　それにしても患者は、ぶちまけるように語る。種々雑多な問題のすべてを、順不同で、とうとう話し続ける。初診時に特に顕著だが、しばしば混乱しており、今、話すべきことと、後回しにして構わないこととの区別がつかない。

　その一方で担当医は、待合室に多数の患者が待っていることも知っている。そのなかには、気が短い人もいて、外来受付のカウンターに肘をついて、「いつまで待たせるんだ！」といって、女性職員を怯えさせている人もいる。

　こういう状況を見て、精神療法の指導者は、「それでも患者の話を批判や意見を差し挟むことなく、時間をかけて傾聴して、受容して、共感せよ」というのか。しかし、ベテランの精神療法家なら、保険診療の厳しい時間の制約を知らないはずがない。私は、「患者の話を批判や意見を差し挟むことなく、時間をかけて傾聴して、受容して、共感」することが無意味だとはいわない。しかし、漫然とした傾聴耐久レースを行うことが治療的だとは思わない。

　精神科外来でもっとも必要な技術は、患者に優先順位と取捨選択の意識をもたせることにある。患者はしばしば、解決に一生を要する問題を、初診時にいきなりもち出してくる。それも、「今すぐ答えてくれ」といわんばかりの勢いである。長年にわたる父親との葛藤、小学校時代に受けたいじめ、幼くして別れた母親などである。そのどれもが、この患者の人生に影を落としている。それは間違いない。しかし、これらの生い立ちを巡る問いは、初対面の医師が「一発回答」を与えることができる問題ではない。

「それは大切な問題だ。でも、すぐに答えは出ない。まずは、今の生活を立て直しつつ、時間をかけて考えていけばいいでしょう」、そういえばいいであろう。そして、現在の問題に絞って集中的に話し合いをもてば、それで初診時の目的は足りる。

Take
home
message

精神科面接は傾聴耐久レースではない。
何よりも優先順位と取捨選択をこそ。

私はそもそも薬物療法をあまりしていない

　優先順位の判断と取捨選択の技術なくしては、精神科外来の貴重な時間が無駄に費やされる。優先順位を意識すれば、短い時間で精神科面接を行うことは、不可能ではない。取捨選択の技術があれば、大切なことに絞って話し合うことができる。この点は、「まずは生活習慣から入るべきだが……」（→P.30）以降で詳述する。

　それにしても、精神療法というものを言葉で説明することは難しい。私は、研修医に「では精神療法って、どうするのですか？」と問われれば、「私のセッションに陪席してよく見ろ。それが精神療法だ」とうそぶいている。実際、私の技術指導は、それ以上でも以下でもない。私の行っている精神科面接が私の考える精神療法であり、その指導は「身をもって示す」である。それ以外に、自分は教える方法を知らない。

　「私の行っている精神科面接が私の考える精神療法だ」こういうと、少々不遜な響きもあるかもしれない。しかし私は、特段、自分の面接の卓越性を主張したいわけではない。「自分の行っている精神科面接が精神療法」でないと困るのである。

　何しろ、私は薬物療法を行っていない。薬は、ごく補助的に使っているだけであり、私自身の自覚としては、「精神療法しかしていない」という表現がふさわしい。日々の診療に費やす労力のうち、薬物療法の部分はほとんどない。したがって、それ以外の営みを「精神療法」と呼ばれなければ、私は何の治療もしていないことになる。特に患者には「この医者は精神療法をしている」、そう思ってもらえないと、「何もしてもらえなかった」感を残すことになるからである。

　ただ、私自身の精神科面接の実際をここで語ることは、少し恥ずかしさがあるので、この後、同僚のP君にご登場願うことにしよう。彼はまだ指導医になりたてであり、再診は10–15分程度要している。まだ、「初診30分、二回目以降5分」の域にこそ達していない。その点を考慮に入れても、彼の面接は、まさしくこれが精神療法である。

Take
home
message
　　精神療法指導の方法は、「身をもって示す」。

■ 精神科医の面接は音楽

　P君の面接は、まことに美しい。私はそのあまりのすばらしさに感動して、セッションのさなかに割って入って、彼と握手をしたい衝動を感じたことが何度もある。

　私が彼の面接をみて感じるのは、彼は患者の話の音楽的な特徴をとらえて、柔軟にあわせている点である。その姿は、演奏者のメロディやリズムにあわせて、即興的に伴奏をつける優れたピアニストのようである。話す内容を聴いていないわけではない。しかし、内容以上に強弱、緩急、抑揚を聴いている。そして、そのリズムにあわせるように相槌を打ったり、曲の途中で転調するように割って入ったりして、さりげなく話題を変えている。

　時には、一方的に話し続ける患者の訴えにひたすら耐えているようにも見える。しかし、よく様子をみていると、そのさなかにも、相槌の打ち方の強弱やタイミングを変えて、患者の勢いを鎮めようとしてみたり、逆に必要とあらば、あえて強い相槌を打ったりして、相手の言葉を引き出してみる場合もある。

　彼の面接をみていると、前半三分の二程度の時間は、流し気味に患者の話を聴いている。その間は、かなり受け身である。ただ、その受け身の時間帯も、微妙に話題を修正し、患者の感情をコントロールしている。穏やかな口調だが、患者の話を遮ることもあれば、患者の要求に、軽く笑って断ることもある。相手に押させるべき時は押させ、ひかせるべき時はひかせ、いなしたほうがいい時は、軽くいなしている。じつに見事なさばき方だが、彼の場合、流れのなかで自然にそれらを行っているので、強引に患者を操作しているような印象は受けない。

　その一方で、彼は勝負ポイントをみている。そして、終盤に差し掛かると、それまでにない思い切った踏み込みをしてくる。ここぞというところで面接の流れを大きく変えて、「本日の結論」にもってきて、患者に次回までの宿題を与えているのである。最終的には、P君は、かなり強い指導を患者に行っているのだが、そのわりに患者の側は安心し、不思議な納得を得てセッションを終える。

Take
home
message

患者の語りを「音楽」として聴く。
リズムにあわせて相槌を入れる。
転調するように割って入る。

精神科面接とピア・モニタリング

　当科の外来診察室は、一般の内科診察室と同様にバックヤードにスタッフ動線がある。そのため、個々の診察室は完全密室状態とはならず、隣のセッションの声が少し漏れる。

　理由は二つある。第一は、リスク回避のためである。まれに、暴言・暴力に出る患者がいる。各診察机にベルを設置し、それを鳴らせば外来のすべてのスタッフが他の業務を中断して応援に駆けつけられるようにしている。また、美しい女医と若い男性患者、ハンサムな男性医師と若い女性患者とが二人きりで向き合うような状況を想像すると、所属長として心配になる。不適切なニアミスは、患者にも医師にも傷がつく。少し声が漏れる診察室であるということは、患者も気づくので、その環境で可能な話題を選択する。リスクは自然と避けることができる。

　第二の重要な理由は、当院当科が医育機関であるため、所属長たる私は、部下の面接に不適切なところがないかを監査する責任があるためである。また、若手医師たちも互いに同僚たちがどんな面接をしているのかがわかるようにしたい。そのためにあえて緩い構造にしている。ピア・モニタリングを通して、互いの面接技術を高めていこうという意図がある。おかげで、「身をもって示す」「見よう見まねで学ぶ」ことが実現できていると思う。

　指導者としては、新人医師が日に日に成長していく様子を、それとなくみることができる。若手医師が切磋琢磨している姿をみることができるのは、大学病院勤務の最大の喜びである。

Take
home
message

個々の診察室は完全密室状態にしない。
①リスク回避のため、
②ピア・モニタリングのため。

■ 面接の流れのコントロール

　当然ながら、新人のセッションをみているとＰ君の域には達していない。無駄も多い。がむしゃらに患者の話を聴いているのだが、どうにも焦点が合っていない。

　一所懸命の彼らをみていると、「精神療法というものは、奉仕感情だけではできない。やはり、技術が必要だ」ということを痛感する。善意が空回りして、結局のところ患者のためになっておらず、むしろ、患者の医師への不信感をあおっているようにすら思える。

　時間がかかるのは当然であって、丁寧に診ようと思ってそうしているのだからしかたない。それにしても、セッションの入り方に工夫がないし、面接の流れをコントロールできてもいない。そもそも、セッションの入り方に工夫が必要だという認識がない。面接の流れをコントロールしないと精神科面接にならないということを知らない。患者の言いなりで流されるままになって、結果として話題が散逸し、なかなかその日の結論までもっていけない。セッションが長時間の耐久レースになっているが、患者はかえっていら立っている。医師のほうもなすすべもなく、時間の経過に身を任せてしまっている感じである。

　面接の流れをコントロールできていないのは、経験の不足だけでなく、準備の不足にも原因がある。患者の把握が不十分で、出たとこ勝負の発作的なやりとりに終始し、一つ一つの問いかけに目的をもたせることができていない。当然、患者の言葉が何を意味しているのかもわからないし、こちらからどう返したらいいかもわからない。診察室で患者に何が起きているか理解できないのである。

　面接がこうなってしまわないためには、初心者は予習・復習をすべきだと思う。

流されるままでは、治療にならない。
面接の流れに一定のコントロールは必要。

労力対効果のための
予習・復習

　予習・復習は何のためか。それはひとえに当日の外来をコスパよく行うためである。ここでコスパというのは、費用対効果ではなく、「労力対効果」と考えてほしい。少ない労力で大きな効果をえられるなら、それにこしたことはない。外来の患者数は多く、セッションの連続は体力を消耗させる。体力は後に続く患者のために温存すべきであり、したがって、目の前の患者に対して最小限の労力で効果をえる方法を考えてみたい。

　コスパがいい、つまり、労力対効果がいいとは何か。それは、精神科臨床においては、精神科医自身が優先順位を理解していることであり、取捨選択ができるということである。外来の一回ごとのセッションには、できることとできないことがあり、まずはできることから着手する。短期的な目標と中長期的な目標を区別し、前者を後者より優先する。すぐにでも修正可能で、その結果、本人の状態の改善が望めるのなら、そちらを採るべきである。そうでない事柄は、次回以降に回していい。完璧主義になる必要はない。次のセッションでは何が可能で、何が可能でないか、そういったことが、個々の患者の、個々のセッションのたびに把握できていれば、面接の際に目的をもって臨むことができる。

Take
home
message

少ない労力で大きな効果をえるためにこそ、予習を！
面接の連続は体力を消耗させるから。

■ 医師は予習・復習が得意

　そもそも医師は皆、医師になる前は予習・復習のオーソリティであった。しかし、医師になった途端、その習慣を捨ててしまう。これは惜しいことである。医師になる前、中学・高校と毎日予習・復習を繰り返してきたであろう。今日の授業内容について、ノートを読み、教科書を見直して、不明なところを参考書で調べ、次いで、明日の授業の範囲を調べる。数学ならいくつか問題を解いてみる。英語なら通読して、不明の単語を調べる。疑問点があれば、そこにチェックを入れて、授業のときにそれを解消しようとする。

　医師は皆、クラスのなかでは、「そんなにガリ勉していないのに、しきりに成績はいい」という評価だったはずである。がむしゃらな勉強をしていたのではなく、強弱、濃淡をつけて勉強していたはずである。予習・復習も、明確な目的をもって行っていたであろう。

　勉強ができる生徒というものは、概して「楽そうに見える」ものだが、それは、予習・復習に関してもポイントを押さえているからであろう。深入りしなくていいところには深入りしない。手を抜くべきところは、手を抜いている。精神科医も同じで、仕事ができる精神科医は、「楽そうに見える」ものである。無駄がないからである。

　この点は、精神科医だけでなく、医師一般にもいえるだろう。たとえば、外科医の場合、一流は手術が早い。無駄もない。こんな一流の外科医たちも予習はしている。事前の準備があるから、手術が早い。手術前日にカルテを読み、検査結果を確認し、画像所見をチェックし、必要ならば解剖学をもう一度確認するというようなことを繰り返している。さらには、手術書を読み、過去の手術動画を見て、明日の手術のイメージを作ることであろう。

　精神科医も同じことをすればいい。中学・高校時代の予習・復習の習慣を、精神科医になってからも続ければいい。予習・復習こそ、仕事を効率よくこなす秘訣である。

Take
home
message
　　　予習・復習こそ、仕事を効率よくこなす秘訣。

予習・復習は
面接のシミュレーション

　予習・復習を具体的に述べてみよう。

　まず、復習として、今日の受診者のカルテを読み、前回のカルテを読み、さらに初診時のカルテを読む。面接での会話を振り返り、患者の発言の真意を考え、それに対して応答した自分の言葉を思い返し、うまくいったか、うまくいかなかったか、うまくいかなかったとすれば、代わりにどういう言葉を返せばよかったのかと考える。診断、症状、薬物療法などの不明なところは、教科書を読み、論文で調べて、次回診察時の課題を列挙する。これを今日の患者の数だけ繰り返す。

　次は明日の予習である。前回のセッションの最後に、患者に対して次の外来までどう過ごすかの具体的な課題を2・3与えていたはずである。したがって、明日のセッションでは最初に課題の達成状況を確認するところから入る。課題を達成できている場合は、継続ないし目標の上方修正を行う。達成できていない場合は、患者と再度の話し合いをもち、必要に応じて課題を修正する。こういった面接のイメージづくりをすべての患者について行う。

Take
home
message

復習とは、今日の患者のカルテを読むこと。
予習とは、明日の患者のカルテを読むこと。

■ 自信を支えるのは
コントロール感覚

　P君のセッションをそばで聴いていると、精神科医としての自信を支えているのは、「面接の流れをコントロールできている」という感覚だということがわかる。

　彼のセッションの場合、患者が高ぶった口調で話していて、はた目には「大丈夫なのだろうか」と心配になることがある。一見すると患者のなすがままになっていて、面接の主導権を奪われているように見える。ところが、彼はその後、あるタイミングで一気に流れを自分の側に引き寄せて、主導権を奪い返してくる。攻め込んできているボクサーにも、一瞬、ガードが下がる瞬間があるように、高ぶった患者も、一瞬、すきを見せるときがある。おそらくは患者がエキサイトしていても、その程度のエキサイトは想定でき、その後必ず、一瞬のすきが生じると思っていたのであろう。だから、P君としては特段うろたえるほどでもない。自分で十分収束させることができると思っているので、余裕をもって患者の興奮を眺めていたのであろう。

　彼の場合、新人時代から、外来の前に綿密に準備をする習慣があった。プロ野球のバッテリーは、試合の前日は、相手チームの打順を予想し、27のアウトをどうとるか、そのための投球の組み立ての一球一球をシミュレーションするという。彼の場合も、患者との一問一答をシミュレーションするような、イメージ・トレーニングを行っていた。これだけの労力をかければ、コントロール感覚は自然に身についてくる。予習・復習を毎日繰り返せば、当然の結果として、診察はうまくなる。

Take
home
message

「面接の流れをコントロールできている」、
その自信が、余裕を生む。

■ 予習・復習は孤独な作業

　予習・復習が足りなければ、面接は成功しない。予習・復習が十分であれば、面接はうまくいく。予習・復習は、患者のいないところで、患者を想像しつつ、一人で行う作業である。多くの場合、人気のない外来の診察室で、あるいは、夜の医局の片隅で、オーダリング画面を前にして行われる孤独な作業であろう。

　しかし同じような孤独な作業を、かつて学校時代に行っていたはずである。自宅の勉強部屋で、あるいは塾の自習室で、夜遅くまで参考書を広げ、問題集を解き、ライバルたちの勉強の進捗を気にしつつ、黙々と努力を続けていたはずである。この作業を、精神科医になってからも行えばいい。

　なお、この予習の作業の際に、カルテに直接書き込むべきであろうか。医師法24条は、「医師は診療したときは遅滞なく診療に関する事項を診療録に記載しなければならない」としているが、では、診療していないときはどうなのか。

　病院によっては、「カルテはメモではない。公開を前提とした文書だ。無駄なことは書くな」という方針をとっているところもあろう。ただ、大学病院のような教育機関の場合、むしろ、前日の予習は奨励すべきだと思うし、カルテに書いていいと思う。

　電子カルテには、記載するとそのまま記載日時が記録される。「診察していないのにカルテを書いている」ことは明白である。この場合、それが「〇月〇日受診に際しての準備」などと記して、それが予習であること、準備であること、下書きであることを明記すればいいであろう。

　私は、カルテに次回の診察時に尋ねるべきこと、伝えるべきこと、検査予定、診断書付記欄の下書き、産業医宛の診療情報提供書の下書きなど、諸々を書き込んでいる。

Take
home
message

予習の際は、電子カルテの積極的活用を。
次回、尋ねるべきこと、伝えるべきことなどを書き込んで。

■ アートとしての言葉

　精神療法は、言葉を用いた治療法である。したがって、言語コミュニケーションのアートが要求される。精神療法は日常会話の延長ではない。聴き方にも話し方にも、声の出し方にも、話題の選択にも、高度のメチエ（表現技法）がいる。このメチエは、不断の訓練から生まれる。

　そのためには、画家が筆を、ピアニストがピアノを扱うのと同じほどの、日頃の反復がいる。特に精神療法は、空間のアートではなく、時間のアートであり、その意味で絵画よりも音楽に似ている。音楽に時間の制限があり、J-POPなら4分程度、外来精神療法の再診はその2ないし3倍程度であろう。この時間のなかで、J-POPのイントロからAメロ、Bメロ、サビ、アウトロに相当するものを組み込んでいかなければならない。音楽にリズムと旋律とテンポがあるように、精神科面接にもリズム、メロディ、テンポに相当するものがある。相槌のタイミングと強弱、語り掛けのタイミングと話題の硬軟、時間配分の意識、序盤の展開の読み方、中盤の流し方、終盤の勝負どころでの言葉の使い方などを、意識的に行わなければ、上達しない。

「イエス」というべきときには精神療法的な意図をもって、「ノー」というべきときにも精神療法的な意図をもって行う。一セッションごとに、すべての言葉を、目的をもって、意味を込めて行うことである。こういうことは、毎日の診療のなかで、意識して試みて、初めて上達する。こういうものを抜きにして、「精神療法はだれにでもできる」ということは、間違いである。

Take
home
message

精神療法は言葉のアート。
聴き方、話し方、声の出し方、話題の選択に、
高度のメチエ（表現技法）がいる。

■ 精神医学者と精神科医は別

　私は医学生のときに見た高名な精神医学者の診察風景を記憶している。見学に行った有名病院で、医局長に「あの〇〇先生ですよ」と紹介され、外来診察に陪席した。私にとって、精神科医の診察をみる初めての経験であった。

　しかし、医学生の目にもわかるほどに、凡庸な診察であった。患者の話を受け身で聴き、数秒ごとに相槌を打ち、患者が話し疲れたら、薬の話をしておしまい。すべての患者にこの対応であった。患者のなかには不満げな表情をする人もいたし、帰り際に捨て台詞を吐く人もいた。これに対して、この大家は目を伏せ、次の患者のカルテをめくっていた。診察そのものに苦手意識を持ち、医学生の前で堂々とした態度をとれていないことに、忸怩たるものがあるようであった。

　私は長居してもいけないと思ったので、午前中の診察が終了した時点で、「お世話になりました」と一言いって退出した。穏やかな老紳士であったが、別れ際に自嘲気味の笑みを浮かべていた。

　この大家は、教科書の執筆者として生きた人であった。毎日、通勤時間のなかで最新の英文論文を読み、不断の努力で該博な知識を蓄積している、まさに学者である。教科書を常に更新していくことが、人生の目的になったのであろう。

　ただし、私は「この人は自分の求めてきたタイプではない」と思った。大学に戻って、すぐに試験の準備を始め、その際はこの大家の教科書を使った。おかげで精神科は難なくパスした。教科書には精神療法の技術について詳細に解説されていたが、私が陪席で見た面接では、その知識は発揮されていなかった。私はこのレジェンドの学識に敬意を示し、しかし、クリニシャンとしての姿勢に敬意を示さず、自身のロール・モデルを他に求めることにした。

　精神医学者と精神科医とは別である。知識の所有と技術の習得とは別物である。精神科面接は、技術向上のための努力を意識的に行わなければ習得できない。長く精神科医を務めておれば自然と身につくなど、絶対にない。

Take
home
message

知識の所有と技術の習得は別。
評論家は作家にはなれない。
精神科医の仕事も同じ。

■ 精神科面接には訓練がいる

　精神医学の専門誌や教科書には、「すぐにできる精神療法」のような表現が散見されている。しかし、実際はそんな方法はない。

　野球少年が「バッティングがうまくなる方法は？」と尋ねれば、イチロー氏は安易な方法を教えてくれるだろうか。「毎日何百回も素振りして、何百球もの球を打ち、それを何十年も続けて、それでもだめかもしれない」と答えるであろう。同じことを一流ピアニスト、一流の芸術家、その道の達人たちに尋ねてもまず同じ回答であろう。

　精神科面接で用いられる「言語」は、外科医の手術器具や、内科医の内視鏡・超音波と違って、日頃だれもが使っているコミュニケーションの道具である。言語はだれでも使っているのだから、精神科医の仕事など、医者ならだれでもできるだろうと思う人がいる。

　しかし、これは間違いである。精神科面接の言葉は、日常会話ではない。このことに気づかないと、面接は上達しない。私が学生時代に目撃した精神医学者がその典型であった。問いかけに意図を込めておらず、ただ、漫然と話を聴いて、気のない相槌を打ち、その後、唐突に薬の話をして診察を終えるというパターンであった。目的というものが感じられない、受動的な面接であった。おそらくこの先生は、生涯にわたってこの流儀で通したのであろう。こういう人は、ベテラン精神科医のなかに少なくない。彼らは、自分よりうまい精神科医の面接風景を見ているはずだが、その人と比べて自分に何が足りないのかわかっていない。

　精神科面接は、外科医の手術と同じで、若手医師が術中の一流の外科医の手の動きを見て、頭のなかでその手つきを模倣しながら見るように学ぶのと似ている。精神科医志望者は、優れた精神科医の言葉の使い方、強弱、話題の選び方、話題の硬軟、話の緩急などのリズムをよく見てほしい。まずは、模倣から入り、その後、自分なりに精神療法を作っていってほしい。

Take
home
message
精神療法の言葉は、日常会話ではない。
面接に目的を持ち、問いかけに意図を込める。

■ まずは生活習慣から入るべきだが……

　初診時の優先順位の第一は、生活習慣である。その観点で診てみると、年齢や立場によって問題に特徴がある。若者たちは概して睡眠相が不安定で、後退しがちである。ビジネスパーソンの現役世代は、寝不足である。失業者なら昼夜リズムが不安定であり、高齢者なら運動不足である。習慣飲酒者は、アルコールが事態を悪化させている。

　しかし、初診時にこれらの問題を自覚している患者は少ない。無関心であり、自発的には語らない。持ち出してくる問題は、職場ストレスかもしれないし、恋愛のもつれかもしれない。嫁・姑関係かもしれないし、介護負担による心労かもしれない。高齢者なら、腰痛、ひざ痛、耳鳴り、ふらつきなど、いつ果てるともしれない心気的不定愁訴であろう。

　ここで、精神科医の内心には、言葉に出せないフレーズが浮かんでくる。「職場の問題？　パワハラ・セクハラは労基（労働基準監督署）か弁護士に聴いてくれ！」「恋愛のもつれ？　それって精神科医が対応しなければいけない問題か？」「嫁・姑関係？　そんなの教科書のどこにも載っていないぞ？」「介護負担は家族皆さんで話し合っていただきたい」「もう年だからあちこち痛くても無理もないだろう」。そして、「そんなことの前に、まず、することがあるだろう」、そう思うであろう。

　優先順位の判断こそ、治療の成否を決める。それは間違いない。しかし、それを患者に伝えるのには工夫がいる。患者は不満を抱くだろう。患者は耳を貸さないかもしれない。患者はさしあたって受容されることを求めている。生活習慣の改善など求めていない。「生活習慣が悪いから、うつになる。うつになるから、些事に拘泥して、自己価値感を下げている。自己価値感が下がるから、執拗に他者による承認を求めたがるのだろう」、そう精神科医なら思うが、さしあたって患者が受容と承認を求めている事実もまた尊重しなければならない。職場ストレス、恋愛のもつれ、嫁・姑関係、介護負担など、それらがいかに急務のテーマではないとわかっていても、それらに一切に耳を貸そうとしない態度をとれば、そもそも患者との信頼関係は作れない。

Take
home
message
　さしあたって患者は受容と承認を求めている。
　急務のテーマでなくても、耳を貸そうとすべき。

■ 縦軸・横軸・時間軸

　生活習慣要因を話題にしようとしても、対人葛藤、パワハラ・セクハラ、不定愁訴その他で先へ進めない。後者をここではひとくくりに「心理社会要因」と、一応呼んでおこう。心理社会要因を受容しなければ、生活習慣要因を話題にすらできない。それは確かだが、一方で、前者をいくら受容しても、後者に介入しない限り、こころの健康回復はおぼつかない。この事実もまた、認識しておかなければならない。

　ここではイメージとして、生活習慣要因を縦軸に、心理社会要因を横軸にとって、それらが時間軸とともに進行していく感じでとらえてみよう。そのことを患者にも示すのである。生活習慣か、心理社会かの二者択一に陥るのではなく、「どちらも並行して進めていきましょう」と伝えるのである。

　患者に対しては、「ご家族のことも、生活習慣も両方大切だ。どちらかではなく、両方を考えていきましょう」「課題は二つ。まず、パワハラ問題については診断書を出して会社の動きを見てみます（診断書の書き方については、別の個所でも触れる）。それと同時に、お酒を少し減らすことにも取り組みましょう。どちらも大切ですから」「腰痛もお困りだから、まずはシップで対応しましょう。でも、いたわるだけではかえって弱くなりますよ。少し日中動いてみましょう。最低限、ベッドから出るようにしましょう」などというように、「両方を同時進行で」修正していくよう促すのである。

Take
home
message

生活習慣要因を縦軸に、
心理社会要因を横軸にとる。
二つの軸が時間軸とともに同時進行していく。

■ 生活習慣と睡眠日誌

生活習慣に介入しようと思えば、睡眠日誌（図1）の導入は必須である。

ためしに、「今朝は何時に起床しましたか？」「昨夜は何時に就寝しましたか？」の質問から始めて、過去24時間分については、こちらで書いてしまう。スマートフォンをもっている人には、「アプリの歩数計が入っていますか？　もしそうなら、昨日は何歩歩きましたか？」と尋ねて、歩数を右空欄に記入する。

そして、睡眠日誌の上部空欄に起床・就寝時刻の目標値を決める。私の場合、成人の目標の典型的なものは、「①23〜0時就寝、6〜7時起床、②朝夕2・3回に分けて、合計7,000歩、③いったんは断酒」などである。そして、患者との間で起床・就寝時刻の目標を決めたなら、その場で赤ペンで目標時刻にラインを引く。「ここを目標にして、記入してください」という。さらには、「朝夕のウォーキングをしたとき、その時刻を書いておいてください」「右空欄に、断酒できたかどうかを○か×で記してください」などという。そして、「1週間後に来てください」と伝えるのである。

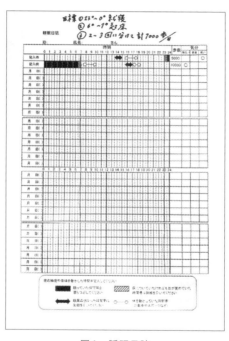

図1　睡眠日誌

生活習慣の介入に、
睡眠日誌は必須。

■ 言葉の賞味期限は7日

　次回の外来は、極力一週間後とする。そもそもある程度深い人間関係に入ろうとするなら、当初は一週間ごとぐらいの間隔で会っておかなければ、気持ちが切れる。恋人同士が出会ったときも、2回目のデートは7日以内であろう。

　精神科面接の場合も同じで、精神科医の言葉の賞味期限は7日ぐらいしかない。特に、生活習慣を変えていかなければならない場合、7日ごとに同じことを根気よく伝えていかなければ、行動は変わらない。

　初診時の診察の最後に「では睡眠日誌を書いてきてください」といった場合、二回目の診察の際は、開口一番「睡眠日誌をみせてください」というべきである。患者が他の話題を始めても、「まずは睡眠日誌の確認から始めましょう」といっていい。すなわち、妥協を許さぬ態度をもって、睡眠リズムの自己管理の必要性を患者に理解させたい。その他の話題は、そのあとでいい。もっとも睡眠の現状が目標を達成できていなくても、その点はけっして咎めない。まずは、自己管理の習慣をつけさせればそれでいい。逆に、睡眠日誌を忘れてきた場合は、「あなたのことを把握できない。毎日会えるわけではない。会えない日の様子について、少しでいいからヒントをいただきたい。でないと精神科医として何も判断できない」といった言い方で返す。

　1週間という間隔は、患者にも意識させる。「1週間後に睡眠日誌をみせるように」と医師にいわれれば、それなりの緊張感をもって過ごすであろう。それに加えて、本人に対しても、睡眠・覚醒リズムを1単位7日として把握するように促すことができる。一晩眠れなかったとか、途中で目が覚めてしまったとか、朝起きるのが遅れてしまったなどということは、大きな問題ではない。睡眠というのは、3、4日で帳尻が合えばよく、最悪でも7日間で一定のリズムができておればよしとしていい。そのことを患者にも伝える。「一晩、二晩の不眠で一喜一憂しないように」ということである。

Take
home
message
　2回目診察は7日後に。
　間隔をあけると、気持ちが切れる。

■ 睡眠に関する訴えには誇張が混じる

　睡眠日誌をつけさせる理由は、睡眠に関する患者の報告に誇張が混じるからである。「眠れている」という若者が、実際には4・5時間しか眠っていなかったり、「一睡もできない」という高齢者が、実は一日中横になっていたりする。

　とりわけ、高齢者である。「ここ一ヵ月、一睡もしていない」といったアンビリーバブルなことを平気でいう人もいる。高齢者の「盛りすぎ」は、李白の「白髪三千丈」のようなものである。白髪を三千丈(1万メートル弱)伸ばすために8万年かかる。8万年前といえば、現生人類のアフリカ大陸からの移動が始まった、いわゆる「出アフリカ」の頃である。李白の白髪がいかに長いとはいえ、8万年前のアフリカ時代から伸ばし続けていたわけではあるまい。同じく、一睡もできないまま一ヵ月を過ごすこともまた、ありえない。

　初診時には、家人からの情報をもとに睡眠・覚醒状況を正確に把握する。家族に「何時にお布団に入っておられますか?」と尋ねてみてほしい。「午後7時」などの驚嘆すべき返答が返るであろう。そして、その結果を睡眠日誌に記入して、患者・家族にわたす。

　高齢者の「不眠」の訴えは、本質は「不眠」ではなく、「みんなが眠っている時間に自分一人だけ起きていることの不安」である。その背後に、速すぎる就床、長すぎる臥床がある。高齢者のうつ・不安・心気は、うつ病なのか、認知症の初期なのかが気になるが、どちらであったとしても、不活発な生活による心身の機能低下(フレイル)が病像を読みにくくしている。したがって、この点を修正しなければ、正確な診断も行えない。

　急務の課題は、睡眠覚醒リズムの再建である。日中離床させ、午睡は30分にとどめさせ、最終的な目標として臥床時間を8時間程度にとどめさせ、定時起床・定時就床を目指す。たとえば、睡眠日誌の22時、6時のラインに赤字を記し、注意喚起したい。

Take
home
message

高齢者には、定時起床、日中離床をこそ!
フレイルによる病像修飾を取り除く。

34

■ ワンパターンのフレーズを用意しておく

　生活習慣指導は言い訳との闘いである。悪しき生活習慣を指摘されて、その場で素直に「改めよう」と思う人は少ない。むしろ、自分でもわかっている当たり前のことを指摘されて、不機嫌になることもある。

　特に、いわゆる自己責任論批判の論理で論争を挑んでくる人もいる。「『生活習慣が悪いからいけない』だと？『うつになったのは自己責任だ』といいたいのか。それは医師としての責任放棄だろう」というような調子である。論争を挑むほどの気概を自身の生活習慣の修正に向けてもらえれば、事態は好転するであろう。「ウォーキングせよとおっしゃったって、その気力が出ない」という人はいる。しかし、その人は、この診察室に車いすで来たのであろうか？　多分、そうではないだろう。それならば、病院までの数百ないし数千歩は歩けていたはずである。その歩数を少しずつ増やしていけばいい。

　そもそもすべての疾患において、療養指導が“主”であり、薬物療法は“従”である。「栄養、安静、運動、職場環境その他療養上の注意を行うことにより、治療の効果を挙げることができると認められる場合は、これらに関し指導を行い、みだりに投薬をしてはならない」（「保険医療機関及び保険医療養担当規則」の第二十条二のホ）。患者に療養上の注意を行うことは、医師としての責任そのものである。

　ともあれ、根気はいる。同じことを毎回の外来で繰り返し述べていかなければならない。それでも患者は耳を傾けない場合もある。「医師は自ら助くる者を助く」といった割り切りも必要である。精神科医の側には、「いつものフレーズ」を用意しておく。ワンパターンで構わない。患者がどのような言い訳をしようと、違うフレーズをいう必要はない。

Take
home
message
療養指導はワンパターンでかまわない。
患者の言い訳のたびに、違うフレーズを考える必要はない。

■ 若年者に対する指導

若い人なら次のようにいう。

「夜、なかなか眠れないのは、毎朝の寝坊が原因だと思います。」

「人の体は、朝目覚めて17時間しないと眠くならないようにできています。ふだん10時まで寝ているのであれば、当然、3時まで眠くなりません。0時に寝ようとして眠るはずがありません。」

「7時に起きるようにしましょう。そうすれば、その17時間後の0時に眠れます。」

「起床時刻をふだんの時刻から3時間ずらせばいいだけです。その程度の時差は、インドから日本に帰る程度ですから、耐えられないはずがありません。一日で一気に戻せばいいのです。」

「ちなみに、うちの病院で二交代で働いている看護師たちは、日勤と夜勤の始業時刻が8時間違う。夜勤のたびにパリに行って、明けて帰国する感じです。それでも仕事しています。あなたと同世代の看護師たちが8時間の時差に耐えているのに、あなたがたかだか3時間程度の時差を耐えられないはずがない。」

「『できない、できない』とおっしゃるなら、明日9時の予約を入れましょう。間に合うように来るためには、7時ごろ起きなければいけないでしょう。初診の今日だって、それができたのだから、明日できないはずがありません。睡眠のパターンを変えるチャンスは今日です。今日は初診のために早く来たのでしょう。明日もそうしてみましょう。」

Take
home
message

若者の睡眠障害は、朝寝坊が原因。
早く起きれば、早く眠れる。

■ 高齢者に対する指導

　高齢者のこころの不調の原因は、不活発な生活、早すぎる就寝、長すぎる臥床、その結果としての体力の低下にあることが多い。その場合は、以下のようにいう。

「夜、眠れないのは日中の不活発が原因だと思います。」
「まずは、午前6時起床、午後10時就床としましょう。逆にいえば、午後10時までは眠くても布団に入らないこと。そして、明け方目が覚めても、午前6時までは布団のなかで過ごしましょう。」
「1日中ごろごろして、何もしないでいるとからだが疲れません。適度な疲れがないとからだは深く眠れません。だから、1日1・2回30分ぐらいウォーキングするなどして、少しからだを疲れさせてください。昼寝はしてもいいですが、するとしても午後の30分程度に留めましょう。」
「足が動けばからだが動く。からだが動けばこころも動く。」

　高齢者の生活を変えるには、家族の協力が必要である。上記のコメントは、家族の目の前で患者に伝える。患者に伝わらなくても家族は覚えてくれる。実際、家族は患者の不活発が不調の原因だということには、うすうす気づいている。精神科医の注意事項についても、比較的簡単に納得してもらえる。

Take
home
message

高齢者は、早すぎる就寝、日中の不活発に要注意。
遅くまで起きておれば、朝まで眠れる。

■ 生活習慣の修正が困難な職種

　医師は世間知らずである。それはしかたない。忙しくて、早朝から深夜まで病院で過ごしているからである。他業種の人と付き合う暇もない。病院の仕事しか知りようがない。世の中にはどのような職業があって、どのような仕事をして、どのような24時間を送っているか想像もつかない。

　ここは、患者に教えてもらうという姿勢が必要である。それぞれの職業人が、どんな一日を過ごしているのか。患者に尋ねてみると、そこには医師の知らない人生の真相がある。職業というものがいかに人の生活を変えてしまうのか。それは驚くべきである。本書冒頭で記した「知的なロマン」をもって、職業が人生をどう変え、人間をどう変え、そのなかにあって一人一人がどう格闘しているのかを研究してほしい。

　生活習慣指導を行う際、ある種の職業は概日リズムの安定が困難であることを知っておきたい。交代勤務者、深夜勤務者、早朝からの稼働が常態化している自営業などである。そういえば、私どもの同僚、看護師たちは、病棟勤務なら交代勤務がある。医師も若い頃は月に何日も当直をこなしていたであろう。

　大切なことは、「7時間眠り、7,000歩歩き、酒をやめる（減らす）」といったいつものフレーズを、いかにして職業生活に適合させていくかである。妥協も譲歩も必要になる。睡眠日誌を用いての自己管理は必須であり、毎回の外来は、過去1-4週間の睡眠パターンを、時間の許す範囲で、ともに検討していくことが中心となる。

　次頁以降に私が実際に行っていることを示す。もう少しいい方法があるかもしれないが、現状では私にはこれ以上の妙案はわからない。

Take
home
message

職業は、人の生活を変える。
医師は世間知らず。
患者に教えてもらう。

例

1 運転手・車掌

　子供の頃、「電車の運転手になりたい」と思ったことのない人は少ないのではないか。鉄道の乗務員たちは、この少年時代の夢を実現できる日を待ち望んでいる。彼ら・彼女らに対するこころの健康管理においては、軽率な診断書一枚で夢を壊してしまわないよう注意したい。

　以前、某鉄道会社の車掌を診たことがある。まだ20代の、運転手志望の若者であった。他院から紹介されてきた。すでに診断書が出て休職中であり、かつ、かなりの量の抗うつ薬を飲まされていた。発病の原因は睡眠不足と概日リズムの不整以外にはなかったので、生活習慣を整え、薬剤を漸減・中止したところ、難なく改善した。ところが、そこからが大変であった。車掌としての復職に先立ち、会社側との交渉は難航した。服薬歴があったことが原因である。会社に対して、薬物を服用しなくても安定した状態を維持できる程度の軽症にすぎないこと、就業上何らの支障もないことを強調したが、それでもなかなか復職させてもらえなかった。その後の車掌から運転手への昇格も、大幅に遅れた。その間に、私としては睡眠日誌を用いての自己管理を徹底的に教え込み、彼も経験を通して概日リズムの意義を理解してくれたのは、不幸中の幸いであった。

　この業種の人に対しては、薬物療法を行うことも、休職させることも、どちらも極力控えたい。診断書を書くならば、「〇ヵ月の休職が必要」などと軽率に記すのではなく、「条件付き就業継続可能」などの記載に留めることである。「条件」によって患者を保護するとともに、「就業継続可能」と明言することでキャリアを維持したい。薬物療法に関しては、最後の手段に留めるべきである。使うなら、その結果、キャリアに致命的な傷がつくリスクを伝えるべきだろう。ひとたび抗うつ薬や睡眠薬を服用してしまえば、会社から就業制限がかけられてしまう。このことを患者にも説明して、薬を使わず、生活習慣の自己管理だけで現状をしのぐよう、強く勧めたい。

　私の診療活動は首都圏なので、電車の運転手・車掌をかなり診る。驚か

されるのは、どこの鉄道会社でも勤務表の作成にあたって、概日リズムは考慮されていない点である。したがって、1時までの最終電車を運転した翌朝（正確には同日）、5時からの始発に乗らなければならない場合もある。今後「勤務間インターバル」が義務化されればこのような事態も減るであろうが、現状はまだまだである。こうなると、1日の体調のピークを早朝にもってこなければならない日もあれば、深夜にもってこなければならない日もでてきてしまう。

　健康管理は鉄道の安全にとって必須であり、その健康管理の中心に概日リズムを置くべきなのに、考慮されていない。現状がこうである以上、一人ひとりの乗務員が自分で自分の健康を維持する努力を行わなければならない。

　まず、終電と始発の間には仕事が入らないので、この時間を中心にしてそれを前後に延ばし、21時から9時までの12時間の間に7–8時間眠ることを一応の目標にする。大雑把に週50時間眠れればよしとせざるをえない。睡眠時間の長短や睡眠相の前後差は、双極性の気分変調を招きやすいが、乗務員の場合避けがたい。

　なお、自験の乗務員のように、車掌時代に医学的な理由による就業制限の履歴を作ると、その後の運転手への昇格に支障が生じる。この点は、精神科医として知っておきたい。「うつ病により3ヵ月の休職を要する」の診断書一枚で、乗務員のキャリアを台無しにしてしまいかねない。乗務員に共通する夢は、運転手に昇格して、電車を運転することである。精神科医が診察室で発作的に殴り書きした診断書の一枚で、夢が一瞬にして壊れてしまうことはありえる。

2　国際線のキャビンアテンダント・パイロット

　鉄道会社以上に恐るべきは、航空会社である。キャビンアテンダントにせよ、パイロットにせよ、その勤務にやはり睡眠リズムは考慮されていない。キャビンアテンダントはそれでもメンタル不調時に精神科を受診できるが、パイロットの場合メンタル不調を訴えた瞬間、キャリアにピリオドを打ちかねない。

私は、現役のキャビンアテンダントを多数診てきた。症状は、うつ、不安、パニック、不眠などである。しかし、パイロットに関しては、すでにキャリアを断念した元・パイロットだけである。おそらくは、この業種の人にとっては精神科医にかかるときが、飛行機を降りるときなのであろう。一方で、パイロットの飲酒は、頻繁に報じられている。背後にあるのは、空を飛ぶ彼らが睡眠覚醒リズムに関して何の指導も受けていないという、空恐ろしい現状である。

　国際線の乗務員は、拠点地と諸外国との間を往復する。日本の航空会社の場合、日本からニューヨークへ、ニューヨークから日本へ、日本からパリへ、パリから日本へ、日本からケアンズへ、ケアンズから日本へという具合である。

　この場合、睡眠時間を拠点時間（日本標準時）で記録するように指示し、眠り方としては、日本時間の22時から8時までの10時間のうち7時間を睡眠に充て、日本時間の14時から16時頃に30–60分程度の仮眠をとることを勧める。

　長時間フライトの場合、制度上許される仮眠はとれるならとること。特に、日本時間の22時から8時までの間、ないしは14時から16時の間であれば、積極的にとる。それ以外の時間はできるだけ仮眠を控えることにする。他国に滞在している場合は、たとえ現地時間の昼間でも、日本時間の22時か8時までに相当する時間ならば遮光カーテンを閉めてホテルで眠る。逆に、現地時間の夜であっても日本時間の午前中にあたる時間帯はけっして眠らないようにする。

3　タクシードライバー

　1ヵ月の法廷拘束時間は262時間を上限とするとされているが、拘束時間的には長くなくても、その間にサーカディアンリズムの変動があるため、からだには負担となる。

　隔日勤務といわれるパターンが多く、間に3時間の休憩を挟んで、始業から20時間働くというものである。たとえば、朝7時から日付が変わって翌日の3時までとか、16時から日付が変わって翌日の正午まで、などである。

　その場合、シフトの状態を見て、一番多い勤務帯を自身の標準的な時間

帯とみなして、それを基本に起床・就床リズムを作る。

4 看護師・介護職員

二交代を例に述べる。数日続く日勤帯の間に十分な睡眠をとっておいて、ある程度余力を残した状態で夜勤に入る。夜勤の際は、制度上許される仮眠をとれるなら必ずとる。夜勤明けの日、午前中だけは寝ないで起きておく。午後、昼寝せざるをえないが、できることなら、1・2時間ですませて、長く眠ってしまった場合も、夕方いったん起きて、日没前の屋外を歩いて、身体に夕方であることを確認させる。そして、その日の夕食後は、早めに就床して、思う存分長く眠って、翌朝は定時に起床して、翌日の日勤帯勤務に備える。

5 生花店・青果店・鮮魚店・新聞配達店・農業・漁業

職業柄、早朝の仕事があるため、深夜から未明にかけて起床する。夜の睡眠の不足を昼寝で補うことになる。したがって、この業種の従事者が分割睡眠となるのはいたしかたない。

その場合、1日トータル7時間とるとしても、それを3.5+3.5のような均等二分割にせず、6.5+0.5、6.0+1.0、6.0+0.5+0.5などのように、夜の睡眠と午後の昼寝との差を大きくつけるようにする。夜間の睡眠を少なくとも6時間は確保したい。

6 新聞記者

政治部、社会部、経済部などに顕著だが、「夜討ち朝駆け」を誇らしげに語り、寝不足を自慢する。

分割睡眠は避けがたい。健康管理の専門家としては、仮眠を隙間時間に積極的かつ計画的に取るように促したい。移動中は車であれ、電車であれ、眠れるなら眠ること。「車中=仮眠時間」ととらえる。

勤務日よりも休日の、有事よりも平時の過ごし方が重要になる。平時に十分に睡眠をとっておいて、有事に備える。殺人事件や政治家の辞任があれば短時間睡眠を強いられることは確実なので、その日のために平時から体調を整えておく。

7 官公庁・県庁・市役所

官公庁・県庁・市役所などの場合、議会の開催や決算期に繁忙期がある。とりわけ、議会の会期中に徹夜仕事が発生する可能性がある。この点は、中央官庁に顕著だが、都道府県庁から、地方の村役場まで、おそらくは共通であろう。

たとえば、霞が関の中央省庁を例にとれば、議会の質問が通告されるのは、前日の夜になってからだといわれている。すると、質問がどの部署に関係するかわからないため、全部署がスタンバイしておかなければならない。そして、質問通告の後、省庁内、部局内での割り振りが始まり、担当者が確定する。担当者はそこから答弁作成作業に入るため、当然泊まり込みとなる。

ただ、長い会期中とはいっても、一部署に負担がかかるのは、2週間程度の場合が多い。その時期以前に十分な睡眠をとり、体力を温存しておくことが必要であろう。会期中は泊まり込みを想定して、仮眠用の枕、毛布、アイマスク、耳栓、着替えの下着、タオル、洗面道具、サンダルなどを準備しておく。そして、いくら遅くまでかかっても、最低でも5時間の睡眠は確保する。そして、超繁忙期のさなかであっても必ず隙間時間が発生するはずだから、もちこんだ仮眠用グッズを使って寝不足分を補う。さらには、3日に一回はまとまった睡眠をとれる時間を確保するなども勧めたい。

8 遠距離通勤者

業種がどうであれ、長距離通勤は睡眠時間の確保を困難にする。通勤時間が往復2時間を超えれば、睡眠時間にしわ寄せがくる。

たとえば、総務省統計局が5年に一度実施している社会生活基本調査によれば、2011年の時点では、もっとも睡眠時間が短いのは神奈川県であり、そのほかに、奈良、兵庫、千葉、埼玉が下位をしめていた。すなわち、東京と大阪を中心にして、ドーナツ状に寝不足県が並んでいるのである。いうまでもなく、これは、長時間かけて東京ないし大阪に通う通勤者が多いからである。逆にもっとも睡眠時間が長いのは秋田県で、以下、青森、高知、山形、福島と続く。職住接近した地方のほうが、睡眠に関しては、クオリティ・オ

ブ・ライフが高そうである。

　もっとも、首都圏や京阪神では、職住接近させようとすれば、家賃が高くつく。仕事を求めて都会に来ても、住むのは郊外にならざるを得ず、長距離通勤の地獄は解消されない。

　その場合、ただでさえ量が不足している睡眠において、質を損ねることがないように、アルコールの制限を行う。量を減らす、断酒日を設けるなどを、患者本人と話し合いながら決めていく。薬物療法中ならば、断酒すべきであろう。

　睡眠時間の確保のために、起床から出発までの時間、帰宅から就床までの時間の日課を検討し、削れるものは徹底的に削り、睡眠時間を捻出する。また、昼食後に会社のソファーで眠る、卓上枕を用いて眠る、移動時間中に仮眠をとる、営業中に営業車内で仮眠をとるなどの、不足しがちな睡眠を補う方法を考える。

■ アルコールの問題

　アルコール依存の治療というものは、多くの精神科医が苦手意識を感じる領域かもしれない。しかし、逃げてはならない。依存治療の最低限のスキルは必要である。それというのも、治りの悪いうつ病、不安性障害の場合、そこに語られざるアルコール乱用がある場合が多いからである。患者は、医師から尋ねられない限り、けっしてアルコールのことを語らない。しかし、アルコールのコントロールなくして、うつ・不安の治療は実現しない。

　初診時に飲酒状況は聞かなければならない。特に薬物療法を行う場合は、必須である。精神科薬物療法は断酒が原則であり、薬を飲む場合、アルコールは一滴も飲んではならない。向精神薬のなかで、飲酒継続を条件に開発されたものはない。

　機会飲酒者ならば、断酒は難しくない。問題は習慣飲酒者の場合である。習慣飲酒者で断酒に抵抗する場合、その患者の診断は「うつ病」「持続性気分障害」「全般性不安障害」「適応障害」などではなく、むしろ「アルコール使用障害」とすべきであろう。診断名を患者に告げる必要まではないかもしれない。しかし、治療の眼目はアルコールのコントロールにあり、それが実現すれば、こころの健康度は簡単に上がる。最小限の労力で最大の効果をえようと思えば、アルコールのコントロールこそねらい目である。

　コツは、その人の飲酒実態に合った実現可能性の高いプランを提示することである。毎日3合飲酒している人は2合に、2合の人は1合に、毎日1合の人は週3日休肝日を設ける。

　初診時にすでに前医による薬物療法が開始されており、かつ、断酒指導がなされていない場合がある。この場合は、「薬物療法は断酒が原則だが、急な断薬は危険なので、飲酒量の逓減とともに、薬剤も漸減していく。薬剤とアルコールの併用により有害事象が出やすく、漸減時も同様である」旨を伝えておく。

Take
home
message
薬物療法中は断酒が原則。
実現すれば、こころの健康度は簡単に上がる。

■「精神科医なのだから療養指導などというな」(笠原嘉翁)

ところで、私は『生活習慣病としてのうつ病』を笠原嘉先生に献本させていただいた際、その後の年賀状で「精神科医なのだから療養指導などといわず、『精神療法』と呼びなさい」との厳しくも温かい叱責をいただいた。

私は笠原翁のご著書を学生時代から読んでいたので、この時の叱責ほどうれしいことはなかった。それとともに療養指導を精神療法として行う必要性もまた、痛感した。

先述した療担規則は、多くの医師にとって、保険請求の際の診療録のつじつまあわせのために参照するに過ぎないであろう。しかし、薬物療法の前に、まずは生活習慣に介入するべきという原則は、もっとも軽視されているが、もっとも重視されなければならない鉄則である。それが無視されているのは、療養指導には「言葉による治療」、すなわち、精神療法の要素があって、それゆえに多くの医師、とりわけ非精神科医にとっては敷居が高いからであろう。

内科医たちは「言葉による治療」を自身のアイデンティティとはみなしていない。むしろ「言葉による治療」は苦手である。だから彼らは療養指導を本務とみなすはずがない。精神科医の場合、本来「言葉による治療」がアイデンティティのはずである。生活習慣指導も精神療法の一環として行っていくべきだし、それができる立場にある。

Take
home
message

生活習慣指導は、「言葉による治療」。
笠原翁曰く、「精神科医なら精神療法と呼べ」と。

生活習慣への介入は
人間の理解あってこそ

　笠原先生のご発言は非常に重みがある。確かに生活習慣指導は、その人の生活への理解がなければできない。生活習慣とは、文字通り、日々の生活の積み重ねの結果、習慣化されたものであり、習慣化されていく過程にはその人の人生の履歴がある。結局のところ、療養指導とは生活の理解なしにはありえず、生活の理解は生活史の理解なしにはありえない。生活を理解するには、その生活の主体たる人間としての患者を理解しなければならない。生活史を理解するとは、人間としての患者の人生全体を理解することを意味する。笠原翁の御意見はまさに至言であり、生活習慣を診ようとすれば人間学に基づかざるをえず、療養指導は精神療法にならざるをえない。

　生活習慣指導の骨子は、三つしかない。十分な睡眠、適度の運動、アルコールのコントロールである。具体的には、7時間以上眠る、7,000歩程度歩く、酒を減らす・やめるなどである。これを年齢、運動器の機能レベル、アルコール耐性の程度などを考慮して、個人にふさわしい目標に修正する。これほど簡単なことはない。しかし、実際は一筋縄ではいかない。

　医師というものは、精神科医に限らず、概して患者というものは医師の指示に従って当然だと思いがちである。医師の指示に従うことを以前は「コンプライアンス」といい、近年は「アドヒアランス」というようになった。しかし"comply"にせよ、"adhere"にせよ、どちらの動詞も「従う」といったニュアンスがあり、医師の発想は完全に「上から目線」である。

　しかし患者は、少なからず面従腹背である。診察室での一見誠実な姿とは打って変わって、手ごわい存在である。これは患者の側に立ってみれば、医師の指導のすべてを守っていられないからであって、それにはそれなりの理由がある。一人ひとりにすべきことがあるからである。

Take home message

骨子は三つ。十分な睡眠、適度の運動、
アルコールのコントロール。
これすら実現させるには、
患者の人生を理解しなければならない。

精神科医は患者にとって 1,000分の1の存在

　精神科医は診察室のなかの患者しか知らない。7日ごとに受診する患者でも、診察一回を平均10分として、一週間は約10,000分だから、診察時間の1,000倍の時間を患者は生きている。精神科医は患者の時間の1,000分の1しか一緒にいない。十分に理解できるはずがない。

　精神科医は、「自分はこの患者を十分には理解していないし、そもそもそれは不可能である」と肝に銘じておかねばならない。そして、このフラストレーションに耐えなければならない。この点は、土居健郎が名著『方法としての面接』（土居, 2000）で指摘して以来、詩人キーツのネガティブ・ケイパビリティ（negative capability）の語とともに知られている。臨床家としては、患者を理解しきれていない不確かさに耐える能力を培わなければならない。「自分の知らないところで、この患者は大切にしなければならないものをもっている」ということに、一定のリスペクトを抱いておくべきであろう。

　そのためには、想像力をもつことである。だれ一人、同じ24時間を過ごしている人はいない。それどころか、だれ一人、自分の意思で24時間を管理できる人もいない。すべての人が、他の人との関係性のなかで生きている。日本語はこれを「しがらみ」というが、このようなのっぴきならない状況のなかで、だれもが皆、もがくように生きている。

　ヤスパース（Jaspers, 1982）は、人間が実存としてある限り、死・苦悩・争い・罪などから逃れることはできず、このような状況のことを「限界状況」と呼んだ。この「限界状況」は、ナチスのホロコーストのような、生きるか死ぬかの極限の状況だけを意味するのではない。むしろ、日々の一見平凡な営みのなかに、人間関係のしがらみがあり、当然の帰結として、しがらみゆえに引き受けたくないことを引き受けざるをえない場合もあり、その代償として、本来行いたいことを諦めなければならない。そこには、失望もあれば、挫折もあり、断念もある。毎日の生活が「限界」と直面することの連続である。

Take home message　**精神科医には、患者を理解できない不確かさに耐える力も必要。人はだれもが「限界状況」に生きている。**

48

生活習慣を整えづらくするのも生活習慣

　生活習慣を修正するうえで、最大の障壁は、その人の現在の生活習慣にある。短時間睡眠であれ、不規則な睡眠相であれ、運動不足であれ、その背景には、生活史的な理由がある。

　仕事があれば、出社時刻までには着かなければならない。逆算し通勤時間を考慮に入れて、電車の時刻、家を出る時刻、朝食の時刻が決まって、自然と起床時刻も決まる。会社に行けば、退社時刻までは帰れない。残業があれば、さらに延びる。「7時間の睡眠を確保せよ」といわれたからといって、直ちにそれが可能とは限らない。直ちに職住接近を実現できるはずもない。

　過度なストレスは避けたい。しかし、職場には、上司もいれば、同僚もおり、顧客もいる。会議があって、納期も迫る。毎日、無数のEメールが届き、そのなかには謎めいたファイルが添付されている場合もある。返信し忘れると、突然電話がかかり、たけり狂った上司の声が電話口から聞こえてくるかもしれない。不意の来客もある。想定外のトラブルもある。これらのなかで、ないがしろにしていいものはない。上司の顔を立て、部下の面倒をみ、会議に出席する。納期に遅れれば、取引先は次回の発注を取りやめるかもしれない。緊急事態への対応は、その成否によって職業人としての資質が問われかねない。

　家庭人にとっても同様である。掃除・炊事・洗濯・買い物もある。朝早く起きて子供の弁当を作り、夜遅く帰る夫の夕食を片付けたら深夜になる。塾に通う子供を送迎し、老いた親の病院通いに同伴する。回覧板のチェック、公共料金の支払い、家計簿の記載、銀行や役所での書類手続き、説明書・保証書の整理、領収証の収集、郵便物の管理など、絶えることなく発生する雑務を処理しなければならない。慶事もあれば弔事もあり、家人が病気で入院することもあれば、自身に健康診断でガンの可能性があることを知らされたりもする。自然災害が発生すれば、実家が倒壊した親戚を一時的に自宅で預からなければならないかもしれない。

Take home message　生活習慣を修正するうえで、最大の障壁は、その人の現在の生活。仕事があって、家庭があって、逃れることのできない日常がある。

■ 生活の維持と健康な習慣

　これが生きるということの現実である。精神科医が患者に生活習慣の修正を促すとき、患者たちは現在の生活の維持と、健康な習慣の導入という二つの課題に直面することになる。

　医師に指示されたからといって、患者がそう簡単には自身の生活を犠牲にすることはない。実際、犠牲にすべきではない。日々の営みは、日常の些末な雑事のようにみえて、実はそのなかに生きる意味がある。人生の目的は、クリニックに通うことでも、医師の指示に従うことでもない。一見些事にみえるが、実は貴重な日常の生活を淡々と送っていくことにある。

　学生にとっては、学業を進めることである。そのためには、遅くまで試験勉強しなければいけないこともあるし、卒業論文を書くために図書館に缶詰めになることもあろう。仕事をもつ者は、金で雇われている身である。「金のため」という、身も蓋もない理由があるからこそ、働かないという選択肢はない。扶養家族をもつ者は、家族を路頭に迷わせないためには、時には自分を犠牲にして働かなければならない。家庭人において、家事も育児も、生きる目的そのものである。地域社会の一員であれば、慶事・弔事をないがしろにできるはずがない。人生においては、これらの日常の平凡事以上に重みのあるものはない。

　精神科医の役割は、人それぞれの生活を支援することである。生活習慣の修正を精神科面接として行おうとすれば、そこには、健康な習慣の確立と、現行の日常の維持という二つの課題を両立させる方法を考えねばならない。実際、セッション時間の大半は、そのための話し合いに費やされることになろう。

Take
home
message

人生の目的は、クリニックに通うことではない。
貴重な日常の生活を、淡々と送っていくことにある。

■ 精神療法とデリカシー

　精神療法においてもっとも大切なことは、触れてはいけないことに触れないことである。優先順位という観点からみて、最後に回すべき問題がある。触れないにこしたことはない。もし、そこに触れるならば、そこにリスクがあることを想定して、高度な慎重さをもってそうしなければならない。

　それは、そもそも精神科面接に限った話ではない。知っていても知らぬふりをすべきことがある。あえて触れてはならないことがある。それがデリカシーというものである。

　そういうところに触れなければ精神療法にならないという反論もあろう。もちろん、当初は避けていても、いつかは直面しなければならないこともあろう。ただ、そのタイミング、切り出し方には深慮が必要である。今がそのときではないと思えば、沈黙する勇気をもたなければならない。そもそも最後まで痛いところには触れず、それでも治療の目的を遂げるのなら、それにこしたことはない。

　私は、多くの精神科医と同じく、精神分析に一度は関心を抱き、しかし、すぐにそこから離れた。その理由は、「大丈夫か、この治療法?」と思ったからである。精神療法においては、普通の人と人との関係では話題にされない事柄も扱われる。その点は、精神分析においてはなはだしい。性欲、攻撃性、嫉妬、憎悪、三角関係などである。それは痛みを伴う治療法であり、それゆえ、痛みに応じた慎重さが必要である。

　私は、精神分析家がこの点に無警戒だとまではいわない。警戒している。それは確かである。しかし、その警戒の度合いは、予想される侵襲の程度に比して少なすぎないか。普通の健康な精神の持ち主が、精神分析を敬遠するのは、理の当然だと私は思う。

Take
home
message

デリカシーのない精神分析は危険。
触れてはいけないことには触れるな!

■「神経症とは啓蒙書がみせびらかすほど
猟奇的な病気ではない」(笠原嘉翁)

　この点を笠原は、めずらしく苛烈な表現をもって指摘している。この指摘は刮目に値する。「神経症とは啓蒙書がみせびらかすほど猟奇的な病気ではない」と述べているのである。名著『予診・初診・初期治療』(笠原, 1980) のなかの一節である。私は、この問題をすでに取り上げているが (井原, 2009 ; 井原, 2010)、精神科面接においてもっとも重要なデリカシーにかかわる事項なので、繰り返しをいとわず述べる。

　この問題を論じるにあたって、笠原は症例を提示している。41歳、男性、抑うつと激しい焦燥を呈して初診。この人は生い立ちに影があり、芸妓を母に、婚外子として生育。しかし、そのハンディキャップを不屈の努力で克服し、会社重役となっていた。しかし、実母の死去後事例化した。この人は初診時に、複雑な生い立ちや母との関係を語った。それも「一気に、ぶちまけるように」であった。笠原は制止した。

「私が押しとどめなかったら、彼はおそらくもっとしゃべったにちがいない。しかし、私は押しとどめた。それは時間が来たという理由からではない。ともあれ睡眠をとり休養することが先であること、またいずれそのお話のつづきを貴方がなさろうとお思いのときがあれば、いつでも喜んでうかがうが、今日はこれくらいにしておこう。そういう提案をしたのだった。」(笠原, 1980)

Take
home
message

笠原嘉の警鐘を忘れるなかれ！
生い立ちの影に触れるな！

成功は生育歴とは無関係

　一般に、歓楽街の女性を母親にもつ子どもの場合、幼少期に矛盾に満ちた映像を目撃する。私の臨床経験でも、自分を抱き、あやしてくれる母親と、化粧して別人のようになって、知らない男に寄り添う女の姿をみた記憶を、涙ながらに語る患者がいた。母親のなかに女をみる経験は、幼児にとっては、かなりつらい思い出になり、それがひときわ強く経験されるのが、このタイプの子供であろう。こういう生い立ちから、ルサンチマンを行動の原動力として抱く、攻撃的な人間ができあがっても不思議はない。

　この男性もそうであったのかもしれない。ただ、財界であれ、政界であれ、医学界であれ、婚外子がたくましく活躍するケースは少なくない。そのバイタリティが、生育歴と関係があるとは、いったいだれが何の権利で邪推するのだろうか。

　この男性の場合、生い立ちがどうであろうと、現在はひとかどのビジネスマンであり、社会の中堅として上昇気流に乗っている。母の他界後、葬儀、遺品整理などで混乱した日々が続き、そのさなかに疲労でメンタル不調を呈したのであろう。しかし、それ以上ではなかったのかもしれない。

　初診時の憔悴した状態にあって、この男性に言語化を促すことは、侵襲以外の何ものでもない。心身の状態が悪いときの語りは、自暴自棄を強める。過去の記憶はみじめさと被害感情に彩られて、事実以上に誇張されて想起されるであろう。

　笠原はそのことに気づいていたからこそ、慎重にそれを避けたのであった。

Take
home
message

憔悴した状態の人に語らせるな！
記憶がみじめさに彩られて想起されるだけ。

■ 低侵襲精神療法をこそ

　笠原の記述によれば、患者はいつのまにか来なくなって、数年後に妻からの手紙で元気でいることを知らされたという。患者は、治療者たる笠原のことを覚えていないかもしれない。治療を受けたこと自体忘れてしまったかもしれない。

　しかし、私はここにこそ精神科医の仕事を見出したい。笠原は過去に触れなかった。結果として患者は治っている。目的は十分に達している。

　笠原は自身の考える精神療法を、外科手術にたとえて「できることなら浅く切開することで癒したい」と述べた。実際、小さな侵襲、少ない出血で手術を完遂するのが優れた外科医である。精神科医も同じで、患者側に少しの傷も残さず、それにもかかわらず一定の結果を出せるとすれば、そちらの方法を採るほうがいい。

　私としては、「幼児体験や心的外傷を扱うな」とまでいうつもりはない。しかし、そのタイミング、扱い方には、高度な慎重さが必要である。被害感情、劣等感、挫折感、嫉妬、憎悪、敵意などを巡るなまなましい言語化は、避けるに越したことはない。これらの激しい感情が患者の背後にある可能性を察知しても、痛いところに触れないデリカシーを、何をおいても重視すべきである。

　人間関係には触れてはならない、いってはならない微妙なものがある。普通の人間関係ではけっしてあらわにされることのない領域に、治療の名のもとに土足で踏み込むようなことは、極力控えたい。精神療法も「低侵襲」であることをこそ、旨とすべきであろう。

Take
home
message

「できることなら浅く切開することで癒したい」（笠原嘉）。
精神療法も「低侵襲」を旨とせよ！

■ 医療・福祉サービスを提案できれば、それも立派な精神療法

　転移の分析だの、抵抗の解釈だのといった"アブナイ"ことはしなくても、精神療法にふさわしい仕事はできる。その一つは、医療・福祉サービスの提案である。精神科医は、精神保健福祉士ではない。しかし、精神科医も多少はソーシャル・ワーキング的なことができたほうがいい。

　医療費助成として、自立支援医療（精神通院医療）、子ども医療費助成制度、小児慢性特定疾病医療費助成、指定難病医療費助成、障害児（者）医療費助成などがあり、手帳制度として、精神障害者保健福祉手帳、療育手帳、身体障害者手帳がある。手当として、特別児童扶養手当、障害児福祉手当、特別障害者手当、重度心身障害者手当ないし重度心身障害者介護手当、障害年金がある。さらには障害者総合支援法によるサービスがあり、高齢者には介護保険がある。

　これらを考慮に入れて、患者や家族に見通しを持たせることには、優れた精神療法効果がある。したがって、就学時、進学時、卒業時、成人時、入院時などの際に、その都度、行うべきことを提示し、受給可能なサービスがあることを伝えれば、患者にも家族にも福音となる。

　自分である程度福祉サービスが提案できればすばらしいが、そこまでは一介の精神科医には難しい。しかし、少なくとも、職場の内外に親しい精神保健福祉士をもっておいて、患者をいつでも紹介できるようにはしておきたい。

　結果として、よき福祉サービスにつながるのならば、そのまま立派な精神療法になる。そのほうが、技法と称するまことしやかな特殊技術よりよほど患者の役に立つ。患者にとっての人生の目的は、地域で生きることであり、そのためには、生活の基盤を安定させる必要がある。その際に、医師、あるいは、福祉職が、地域支援の具体案を提案すれば、それは患者・家族を安心させる。患者・家族を安心させる営みのことを、精神療法と呼ぶ。そのためには生い立ちの暗部を探る必要はない。

Take
home
message

ソーシャル・ワークも立派な精神療法！
暮らしを支えることこそ精神科医の仕事。

■ オープン・クエスチョンの連発に 神通力はない

　精神科面接とはオープン・クエスチョンのことだと思っている人がいる。精神療法の教科書にそう書いてあるからである。

　しかし、この点はそろそろ再考に値しないか。教えられたことを忠実に実行しようとする真面目な人のなかに、本当にオープン・クエスチョンを繰り返している人がいる。「Yes or No」で答えられる質問を極力排し、「5W1H」の Who（だれが）、When（いつ）、Where（どこで）、What（なにを）、Why（なぜ）、How（どのように）タイプの質問に限定して、そうすれば神通力が発揮されて、患者が治ると思っているのであろう。実際にこれをやってみると、日本語のコミュニケーションとしては、かなりぎこちないものができあがる。この点は、すでに青木が指摘している（青木，2007）。

　この奇矯な面接法の根源は、おそらくはカール・ロジャーズのクライエント中心療法にあるものと思われる（Rogers, 1951）。クライエントのなかにある自己実現への力を引き出そうとするロジャーズの治療理念には、最大限の敬意が払われねばならない。

　しかし、そのような彼の治療哲学を学ぼうとせず、ただ、オープン・クエスチョンという形式だけを移入して、何か立派なことをしていると信じるのは、滑稽である。オープン・クエスチョン自体には何の魔力もなく、日本語として不自然であり、無理にこれを連発すれば、患者は機嫌をそこねるであろう。

　ロジャーズの方法を形だけまねると、まことに受動的な面接となる。オープン・クエスチョンを行い、その後は、聴いて、聴いて、聴いて、語らせ、語らせ、語らせ、治療者はけっして意見をいわない。そして、本人が答えをみつけるのを待つ。その結果、患者側には、「聴くだけで何のアドバイスもしてくれない」という不満が残る。治療者側には「あれだけ聴いてあげたのに……」という無力感が残る。

Take
home
message
　　精神療法とはオープン・クエスチョンのことではない。
　　ロジャーズの方法は再考の余地あり。

傾聴だけでは「精神療法」の要件を満たさない

そもそも傾聴だけでは「通院精神療法」のコストを取れない。

以前、当院に地方厚生局の集団特定指導が入った際、私は診療録のなかに「具体的な『指示・助言』がない」と執拗に指摘されて、閉口したことがあった。「生活習慣を指導」との記述をみせても、医療指導監査官は「このような概括的な記載では不適切だ」といった。

監査官の指摘の根拠は、『医科点数表の解釈』（社会保険研究所, 2020）にある。そこには以下のように記されている。

> 通院・在宅精神療法とは（中略）精神疾患又は精神症状を伴う脳器質性障害があるもの（患者の著しい病状改善に資すると考えられる場合にあっては当該患者の家族）に対して，精神科を担当する医師（研修医を除く。）が一定の 治療計画のもとに<u>危機介入，対人関係の改善，社会適応能力の向上</u>を図るための<u>指示，助言等</u>の働きかけを継続的に行う治療方法をいう。（下線は井原による）

ここで、『解釈』が「精神療法」とみなしているのは、具体的な「指示」であり、「助言」である。「通院・在宅精神療法」は、その目的が「危機介入、対人関係の改善、社会適応能力の向上」であり、その方法は「指示、助言等の働きかけ」であると定義されている。

すなわち、患者の訴えを聴き、5分が経過して、「傾聴・支持・共感」と診療録に記載しても、それだけでは「通院精神療法」のコストをとれない。では、長大な時間を費やし、ロジャーズ流のオープン・クエスチョンを行い、傾聴持久戦の結果を診療録に記載したらどうか。それでもやはり、診療報酬にはつながらない。所要時間が5分であろうが、数十分であろうが、そこに具体的な「指示」、「助言」がなければ、医療指導監査官は「一点の診療点数にも若かず」と判断するであろう。

Take
home
message

「傾聴」だけでは**精神療法にならない**。
具体的な「指示」、「助言」こそ必要。

■ 受け身の精神科面接からの脱皮を

医療指導監査官の背後には、保険料を支払う国民がいる。私どもは国民に仕える立場である。現状の保険診療においては、「通院精神療法」は形骸化しており、5分間、ひたすら聴けば、それで精神科医は当然のように、診療報酬を請求している。しかし、保険者は、それを「通院精神療法」とはみなさないであろう。保険料を支払う国民の目がある。保険者を説得できなければ、国民を納得させられるはずがない。

そもそも、ただ適当に相槌を打って、最後に「じゃあ、薬、出しておきますね」で終わる診療を、国民に対して「傾聴という精神療法である」と主張するほうが厚かましい。診療報酬を請求するつもりなら、それなりの仕事をしなければならない。具体的な「指示・助言」が必要である。「傾聴」や「共感」だけでは、治療の名に値しない。

管見では、従来の精神科面接は、一般に受動的であったように思う。一部の学派は、傾聴とともに、オウム返しの返答をも推奨していた。患者が「つらい」といえば、「つらいのですね」と返し、「悲しい」といえば「悲しいのですね」と返すようなやりとりである。

もちろん、治療者が自身の価値観を一方的に強要することは、避けなければならない。「傾聴」にせよ、オウム返しの方法にせよ、治療者の独善的な主張に対する警告としての意義はある。しかし、それ以上の深い含意はなく、そもそもそれ自体は治療の名に値しないであろう。何もしないで我慢比べのように、ひたすら聴き続け、精神科医側からついに何のソリューションも提供できないとすれば、患者は失望して当然である。「何のためにこんなに話したのか」と思うであろう。やはり、何らかの具体的な「指示、助言」が必要である。

Take
home
message

保険医療は国民が支えている。
保険者を説得できなければ、国民を納得させられない。

■「指示、助言」は
明示的でなくてもいい

「指示、助言」の欠落した非指示的精神療法でもなければ、親切の押し売りのような指示的療法でもない、中間をとりたい。

　もっとも「指示、助言」を、上からの命令のようなものととるには及ばない。精神科医の患者に対する発言のすべてが、「指示、助言」であると、定義し直せばよいであろう。実際、精神科医が外来診療で患者に対して行う発言は、すべてが「危機介入、対人関係の改善、社会適応能力の向上」を目的として行われるはずである。たとえそれが、明示的な「指示、助言」でなかったとしても、実際には、「危機介入、対人関係の改善、社会適応能力の向上」を狙って、暗示的に行っているはずである。質問の形で、実際は「指示、助言」が行われている場合もあろう。

　診療録記載の実務に関していえば、発言内容の骨子をカギ括弧に入れて記載すれば十分であろう。私はそれ以上のことを行っていない。たとえば、「転職の件、伯父さんに相談してからでは?」などと記せばいい。適応障害の若者が転職を繰り返している場合である。今の職を紹介してくれた伯父がいるとする。そうすれば、拙速な退職・転職は、義理が立たないであろう。結果として、それは対人関係の悪化、社会適応の悪化につながる。だから、そこでたしなめるように、「まず伯父さんに相談してからでは?」といって、その通り記載する。

　これはまさに、具体的だが、暗示的な「指示、助言」である。質問の形をなしているが、実際には、本人をして現在の職についている経緯を思い起こさせ、人的資源に目を向けさせ、より適応的な行動へと促すことを意図している。万一、医療指導監査官に「この発言のどこが通院精神療法なのか?」と尋ねられたら、「衝動的な行動をとりそうな『危機』的事態なので、『介入』した。伯父との『関係の改善』を意図した。職場への『適応能力の向上』が期待される」と説明すればいい。

Take
home
message
カルテには、発言内容をカギ括弧に入れて記載すれば十分。
それが「指示」、「助言」であることを説明できればよい。

■「指示、助言」は意図して行わなければならない

　精神科医としては、たとえ暗示的に「指示、助言」を行う場合でも、そこに明確な意図を込めなければならない。「危機介入、対人関係の改善、社会適応能力の向上」といった目的のために、ほかならぬこの発言がいかなる意味をもつかを考えつつ、意図を込めて行う必要がある。さもなければ、プロの仕事とはいえないであろう。

　一流のピアニストが、演奏中に無駄な音を出すであろうか。出すはずがない。即興演奏のなかで、一瞬、弾き間違えたのかと思える音もあるが、それらすら、曲全体の流れのなかで一定の意味をもち、ピアニストとしては明確な意図をもって音を出している。これがプロの演奏である。

　精神科医としてプロフェッショナルであるとは、セッション中のすべての発言を、明確な意図をもって行うこと意味する。一見、さりげない発言のようにみえて、実はそこに治療的な目的をもたせている。患者からすると、診察の目的から逸脱して、無関係な社交辞令のように聴こえるかもしれないが、実は治療者としては、狭くなりがちな患者の視野を広げさせ、患者をして自らの成し遂げた達成を思い起こさせ、結果として、患者の自尊心を高めるように意図しているかもしれない。実際、そのようにある深慮をもって、その深慮に適すような話題を意識的に選択しているのでなければならない。治療の目的に沿わないいかなる一言も発しないのが、その道のプロである。ほかならぬ精神科医自身が、問いかける場合も、なだめる場合も、戒める場合も、そこに治療的な意識をもって、それが「指示」であり、「助言」であるという明確な目的をもって、そう行うべきであろう。

Take
home
message

　一流のピアニストは、無駄な音を出さない。
すべての発言に「意図」をもたせよ。

■ 精神科面接は
お悩み相談の延長ではない

　多くの精神科医は、精神科面接のことを技術の名に値しない、お悩み相談の延長のようにとらえているが、これは大きな間違いである。患者にとって精神科医との時間は、タダではない。治療費を払っている。精神科医の側からみれば、保険者に「通院・在宅精神療法」の診療報酬を請求し、患者に一定額を負担させている。したがって、素人のお悩み相談の延長であっていいはずがない。一回のセッションの時間は長くない。短い時間に医師が発することのできる言葉は、限りがある。この限りある時間を惜しむように、選りすぐった言葉を発しなければならない。

　「箴言」を意味するアフォリズムが、もとはといえば、ギリシア語で「分離する」を意味するaphorizeinを語源とし、ヒッポクラテスが処方を記した「アフォリスモイ」にも通じることは、知られている。短いセッションのなかで、治療者の発言は、すべてが「言葉の処方」となっていなければならない。

　2023（令和5）年現在、精神保健指定医の「通院・在宅精神療法」は、5分以上で330点とされる。したがって、300秒で3,300円である。精神科医としては、公衆電話に10円硬貨を入れていた前世紀の記憶を思い出したい。1秒ごとに硬貨が落ちる音がし、その音が一人の患者の1セッションのたびに330回響くイメージである。

　精神科医は、セッション中のすべての問いかけ、すべての意見、すべての発言に、「指示」なり「助言」なりの明確な意図をこめて、そうすべきである。一回のセッションの前半、一見、世間話風のやりとりをする時間帯はあってもいい。しかし、それらはセッションの後半に向けての布石になっていて、そこから徐々に話題を転じて患者をして現実に向かわせるようにさせる、そんな流れの作り方を意識して行わなければならない。一回のセッションを、その都度、治療的に意味のある「指示、助言」になるようにまとめて、その日の結論へと導いていくのである。

Take
home
message
　治療者の発言のすべては「言葉の処方」。
限りある時間に、選りすぐりの言葉を！

■ 技法にあわせるのでなく、 個人にあわせる

　保険診療に即した精神療法は、時間有限という弱みを、回数無制限という強みに変えつつ、その条件のなかで患者にあわせた面接法を考えるところにある。

　それは、いかなる意味でも、技法にあわせた精神療法ではない。実際、それは精神分析のことでもなければ、森田療法のことでもなく、EMDR（Eye Movement Desensitization and Reprocessing: 眼球運動による脱感作と再処理）のことでもなければ、対人関係療法のことでもない。

　認知行動療法は、他の技法に比して柔軟性があるが、その場合も柔軟に行えるかは、ひとえに治療者自身の力量にかかっている。「患者にあわせる」ということをしなければ、認知行動療法はただのお題目にすぎなくなる。保険診療が定義する「指示、助言」をどのように患者の状況にあわせ、患者のニーズにあわせ、患者の価値観にあわせていけるか。そここそが問われる。

　このように患者目線、クライエント目線にたったアレンジのことを、コンピューター世代の若手医師には「精神療法をカスタマイズする」という言い方でいえばわかりやすいかもしれない。「カスタマイズ」とは、コンピューターのシステムやソフトウェアを顧客の要望にあわせて変更することである。そもそも、カスタマーがシステムに求めるものは、個人によって違う。システムのヴァリエーションは、カスタマーの数だけある。同じことは、精神科面接にもいえよう。すべての患者がユニークな存在であり、標準的な患者は一人もいない。精神療法においても、標準的な技法を押し付けるのではなく、患者にあわせて柔軟に変更していかなければならない。カスタマイズしなければ精神療法にはならない。治療者の努力の大半は、このカスタマイズすることに傾注される。

Take
home
message

時間有限という弱みを、回数無制限という強みに変える。
患者にあわせて「指示、助言」をカスタマイズする。

■「大精神療法」の適用範囲は狭い

　このような、精神療法を保険診療用にカスタマイズしたパイオニアが、笠原嘉である。笠原は、自身の方法をあえて「小精神療法」と呼んだ。そして、精神分析に代表される技法主導の精神療法を「大精神療法」と呼んだ。

　さて問題は、この「小精神療法」「大精神療法」という呼称である。普通は、そこに笠原の「謙譲の美徳」を読み取るであろう。

　しかし、私は、それでは思慮が浅いと思う。「大精神療法」という語は尊敬ではなく、むしろ皮肉ではないか。つまり、「大先生」とか「大上段」と同様、尊大な人、粗大なモノに対する揶揄が込められていると理解すべきである。

　私が思春期を過ごした福岡では、子どもたちの間で、調子に乗ってつけあがっている傲慢な人物を指して、「あんたが大将!」と冷やかす習慣があって、武田鉄矢らの海援隊が同名の曲を作っている。笠原の意図はまさにここにあったと、私としては理解している。

　実際、精神分析家が「いよっ、大精神療法家!」といわれてうれしいはずがない。「大精神療法」とは「大げさな精神療法」の意であり、よほど時をわきまえなければ「大きなお世話」に堕する。そもそも、「大精神療法」の適用範囲はきわめて狭い。保険医療のニーズにかなうものではない。立派な技法とやらを振りかざしてみても、その価値を判断するのは患者である。患者は技法を求めているのではなく、自分に合ったソリューションを求めているにすぎない。

■ 保険診療に即した 「指示、助言」

「大精神療法」の素養のある精神療法家こそ、「大精神療法」の限界を理解している。たとえば、精神分析学派の牛島定信は、この保険診療の場に現れる患者を「ホスピタルケース」と呼んで、古典的な精神療法にはこのような「ホスピタルケースを受け入れるだけのキャパシティはない」と述べた（牛島, 2000）。

実際、精神科外来に現れる人は、伝統的精神療法にとって対象外であった人たちも含まれてくる。なかには、言語的なコミュニケーション力が不十分な人たちも混じってくる。たとえば、残遺性人格変化を伴う統合失調症、中等度以上の知的障害、高次脳機能障害、認知症などである。

しかし、これらの患者に対しても、精神科医たちは、当然のように通院・在宅精神療法の診療報酬を請求している。実際、そうしていいし、そうすべきである。なぜなら、そこで行われるコメントのすべてが、何らかの形で危機介入、対人関係の改善、ないし社会適応能力の向上に資するからである。堂々とこれを「精神療法」と呼ぶべきである。

その場合、精神療法の対象を、「精神」や「心理」だけではなく、「行動」や「機能」にも向けていくことになる。行動に対する「指示、助言」は、それが危機を脱し、対人関係を改善し、適応能力を向上させる限りにおいて、精神療法の名に値する。具体的には次頁以降で述べる。

Take
home
message

精神療法の対象は、「精神」や「心理」だけではない。
「行動」や「機能」をも含む。

例

● 行動に対する「指示、助言」の実際

　知的障害の行動症状のなかでももっとも難しいのが、自傷行為である。とりわけ、ジル・ドゥ・ラ・トゥレット症候群においては、かなり執拗な自傷行為を呈することがある。抗精神病薬はオフラベルであるから、使わないにこしたことはない。では、どうするか。それは、自傷へのエネルギーを他に転じさせるよう促せばいい。

　たとえば、以下のように伝える。「お母さん、朝、夕2回程度、屋外で遊んだり、歩いたり、なんでもいいからからだを動かす時間を作りましょう。からだを動かしているさなかは、自傷行為はしないものです。それに適度な肉体疲労があると、ご子息はかえって落ち着いて、意味もなくイライラすることは減ります。少し汗ばむくらいの運動をさせてください」と。診療録には、「屋外で運動を！」とだけ記せば十分であろう。

　自傷は「危機」そのものであり、そこにおいて運動の提案という「介入」を行えば、それは適応能力の向上に資する。それに運動がもたらす軽い肉体疲労は、それ自体に感情静穏化作用がある。その一方で、トゥレット症候群の知的障害少年に対して、古典的な精神療法のように言語化を促すことは、治療的に意味はなく、むしろ侵襲的であろう。

　では、延々と心気的不定愁訴を訴える高齢男性に対しては、どうするか？まさか、「転移と抵抗の分析」をするはずがなかろう。心気・不安を「認知のゆがみ」だといっても解決するはずもなく、そもそも心気症状自体に焦点を当てて、正面突破を狙おうとすれば、墓穴を掘る。ここでは、症状の消失を目標とすべきではない。軽減できれば御の字であり、むしろ症状との平和共存こそ目指すべき道であろう。

　ここにおいて、傾聴して、支持して、共感しても、洞察が深まるとは期待しがたい。むしろ、同伴家族を通じて日中の離床、一定の歩行、昼食後以外は仮眠しないなどの、「指示、助言」を行うほうがいい。診療録上は「日中離床を！」程度の記載があれば十分である。不定愁訴の原因を探るよりも、

不活発による廃用性の機能低下を回避するほうが、この高齢者のこころの健康につながる。

　不活発の弊害のことを、今日の高齢者医学は「フレイル」と呼ぶが、この概念は古典的な精神療法のどこのページにも書かれていない。しかし、高齢化社会にあっては、フレイルこそが精神科臨床の最大の課題であり、その防止は薬物療法ではなしえない。行動に対する適切な「指示、助言」こそが求められよう。

　日中の離床は抗重力筋のトレーニングになる。思い出の地に連れて行って、そこをゆっくり歩かせれば、運動療法兼回想療法にもなる。仮眠は、朝食後や夕食後は夜の睡眠に影響を与えるので、昼食後に限定するべきである。これらの「指示、助言」は、メディカルな知識があって初めて可能となる。フレイルによる日常生活機能の低下を防げられれば、それは「社会適応能力の向上」につながる。

　知的障害の若い女性が、甘言にほだされて、無防備な性行動に及び、それが原因で人工妊娠中絶を行い、しかも、それを繰り返している場合がある。さあ、どうするか。薬物療法で抑え込むか。しかし、知的障害に対して抗精神病薬は保険適用外である。できることなら使いたくない。ここには「知的障害者の性」という難問がある。2017年に、昭和時代に施行された知的障害者の不妊手術を巡って大きな議論が巻き起こったことがあった。その際に強制手術の非人道性が断罪されたが、問題そのものは未解決のままである。ともあれ、このような軽率な性行動を繰り返している場合、保護者に対して、知的障害者のための性教育を受けることを勧めたり、最低でも「キャミソールでなく、袖のある服を着るように」「街中を歩くときは、わき目を振らず、目的地に向かって速足で歩くように」と指導したりすることは必要であろう。事態の再発は容易ではないが、しかし、「社会適応能力の向上」へと導く（暗示的な）「助言」を繰り返すことなくして、問題は解決しない。

　認知症になって普通の言葉のやりとりが難しくなった高齢者に対しても、外来診察に際しては「通院・在宅精神療法」を算定している。そのコストにふさわしい、意味のある言葉がけをしたい。寝たきり防止のリハビリを勧めることは、これもまた「助言」となりえる。高齢者にとって、寝たきり防止は、

そのまま「社会適応能力の向上」につながるであろう。

　精神療法とは何か。私は、こういう一見平凡で小さな「指示、助言」を、おろそかにしないで、その人の状態に応じて丁寧に行っていくことこそ、精神療法だと思う。これらは、結果として社会適応能力の維持・向上につながるからである。これらを、大精神療法諸派は、精神療法とみなさないであろう。心的外傷も認知も無意識も扱わないからである。しかし、この点は大精神療法学派が狭量すぎるのであって、実際には小さな「指示」「助言」の積み重ねなくして、通院精神療法は成り立たない。

■「精神療法」の定義を広げる

　保険診療の現場には、きわめて多様な治療ニーズがある。そのほとんどは薬物療法では対処できない。そこには、まぎれもない「精神療法」ニーズがある。患者の状態と周囲の状況を判断し、緊急性・優先順位を瞬時に評価し、言葉による介入を、時機を逸せずに行う必要がある。「指示」や「助言」が必須である。

　保険診療の現場とは、すなわち、「通院・在宅精神療法」を請求するその診察のことである。したがって、そこで行われている「指示」や「助言」のことをこそ、「通院・在宅精神療法」というのである。ここは「精神療法」の定義を大きく広げるべきであろう。「患者の適応能力を向上させる『指示』『助言』のすべて」としたうえで、諸学派の些末な技法の差異を超えた、精神療法を真に臨床に有益なものに変えていくべきではないか。

　自戒を込めていうのだが、結局のところ、精神療法において問われているのは、精神科医個人の面接の質である。現実に即した臨床を行っているのか、個人に即した「指示、助言」ができているのか、その点こそが問われなければならないであろう。技法を駆使しているかではなく、本人に即しているかが問題である。そして、その評価者は患者本人である。

Take home message　精神療法は最広義にとらえていい。
求められるのは、技法ではなく、
個人に即した「指示、助言」。

人間学派の精神療法

　私は、人間学派の故宮本忠雄の弟子であり、人間学的価値観に基づいた臨床を行ってきた。人間学派は、ビンスワンガーの現存在分析（Daseinanalyze）を嚆矢し、人間を現存在（Dasein）、すなわち、ある状況（Da）のなかに不可避的に放り込まれた存在（Sein）とみなす（ハイデガーの被投性、Geworfenheit）。したがって、治療技法がまずあって、それを患者にあてはめるものではない。むしろ、第一になすべきは、「ある病者の生きている世界そのものであり、この世界がどのような構造をもち、またこの構造がどのように変容しているかという精神病者の全人的把握」（宮本，1966）であるとされる。ここで明らかにすべき状況とは、対人関係のダイナミズム（力動学派にとっての精神力動）に限らない。戦争、災害、孤独、貧困、労働、介護などすべての逆境が状況を構成する。この点こそ、人間学派が精神分析の影響を受けつつも、異性関係、対人関係に固執しない特徴である。端的にいって、患者の生活を理解し、習慣を理解し、患者をしてそのような行動をとらせている状況に目を向ける。そして、そのなかから患者の生活を少しでもよくするようなヒントを見出そうとするのである。

　しかし、この人間学も、宮本忠雄の時代とは、大幅に変更しなければならない。前世紀の人間学には、発達という観点も、加齢（老化）という視点もなかった。自閉症スペクトラムの発達支援とか、高齢者のフレイル防止などは、その必要性にすら気づかれていなかった。産業領域のバーンアウトの問題もなかった。そもそも、統合失調症患者は長期入院が当然とされ、退院させて地域生活を支援するという発想に乏しかった。人間学的精神医学も時代の子であり、ニーズにあわせたバージョンアップが必要になる。この点、他の精神療法諸学派と同じである。

Take home message　人間学派は、現存在をある状況に放り込まれた存在として見る。
時代は変わる。
バージョンアップは必要。

日常診療のなかにこそ
精神療法はある

　私どもが、土居健郎、笠原嘉、安永浩、中井久夫、青木省三といった先達のなかに精神療法の本質を見出すのは、ひとえにこの人たちが日常臨床の価値を、自信をもって語っていた事実ゆえである。日常の面接にこそ精神療法があり、すべてはそれに還元されなければならない。安永浩は、かつて恩師土居のこのような態度を、「単純にして勁い、人間的態度」（安永浩，2000）と評した。「つよい」にあえて、「勁草」（風になびかれても折れない草）の「勁」の字をあてていたのが印象的であった。今日の言葉でいえば、それは「レジリエンス」（逆境からの回復力）に相当しよう。

　当時も今も、精神科面接、とりわけ、外来の精神療法についてはアカデミアの関心などないようなものである。どこの大学病院も、外来における通院精神療法に関して、ほとんど指導らしい指導は行われていない。入院精神療法も含めて、そもそも実臨床そのものの価値すら軽視されているのが現状であろう。

　このような状況にあって、日常臨床の重要性を強調したのは、いかに勇気のいることだったであろう。精神療法、それも、「精神分析」とか「認知行動療法」とか「森田療法」といったカギカッコのついたものではなく、精神科医の、普通の保険診療外来の、一見平凡な日常のなかにこそ「精神療法」があり、そこにこそ精神科医の生きる道がある。このようなことを偉大な精神科医たちは、自身の臨床をもって示した。

　精神医学史上の巨人たちが生涯をかけて打ち込んだ、精神療法という営みが、くだらない仕事のはずがない。私ども後進は、彼らの背中を追うべきであろう。

Take
home
message

偉大な精神療法家たちは、日常臨床を重視した。
そこにこそ、精神科医の生きる道がある。

第 二 章

精 神 病 理 を
ど う 学 ぶ か

精神病理学とは論理を展開すること

　私は精神医学のなかでも、「精神病理学」ないし「人間学的精神医学」と呼ばれる分野を専門としている。斯学の役割については、精神医学界内部でも議論が分かれるが、私見では哲学が諸学に対して負う責務を、精神医学に対して負うと理解している。すなわち、精神医学の哲学 (Philosophy of psychiatry) という位置づけである。

　精神病理学を専攻していると、この学をどう学んでゆくかと問われる。読書好きの医学生が精神科医になると斯学を選ぶようである。

　しかし医師たちは、精神科医も含めて、人文学のトレーニングを受けていないので、学問の作法を知らされていない。文系の学にも、自然科学のデータ研究と同じく、それなりのルールがある。このルールは明文化されていないが、それにもかかわらず、内部にいる者は知悉している。知悉している者にとっては、言葉に出して説明したくない。しかし、新人は、暗黙のルールがわからないから戸惑うばかりであろう。

　まず、読書の延長に学問があるわけではないことは、最低限、知っておいてほしい。読書は受け身のまま読むことであり、学問は積極的に議論すること、論理を展開することである。読書は学問ではない。読書と論理は別である。多く読み、多くの知識をもっていても、それを自分の論理、自分の文体、自分の言葉で展開することができなければ、学問にはならない。精神病理学も学問である以上、論理を展開することが求められる。そのためには、いつでも求められれば自身の論理を語れるだけの準備をしておかなければならない。論理はおしゃべりではない。知識を陳列することでもない。明確なメッセージを持ち、それを首尾一貫して主張し、知的世界を創造していくことである。普段から、論理を展開するという意識をもって、そのつもりで勉強しなければならない。

Take
home
message

読書の延長に、学問があるわけではない。
学問には、論理を展開することが求められる。

■「読書」でなく「勉強」を

　ここであえて「勉強」という言葉を使うが、必要なことは「勉強」であって、「読書」ではない。「勉強」とは思考の訓練であり、読むことではなく、論理を展開することである。論理的に語り、論理的に書くために、準備をすることが「勉強」である。したがって、勉強では主役は本でもなければ、論文でもない。自分のノートである。本を読んでも、論文を読んでも、それらをノートにしなければ勉強にならない。しかも、そのノートづくりに際して、いずれは自分の見解として表明することを意識して、最初から論理として展開していく習慣をつけておかねばならない。

　読んだだけでは、けっして勉強したことにならない。学問に必要なことは、読むことではなく、書くことであり、そのための準備として、読んだ内容について覚書を作ることである。重要な箇所の抜き書きをつくる。あるいは、要約をつくる。そして、改行して、インデントをふやして（字下げして）、そこに自身の見解を記し、それをパラフレーズし、理由を付す。この作業を、抜き書きを記すたびに行う。

　こうすればノートには、論理のまとまりが蓄積されていく。いずれ原稿依頼が来たときに、すぐ書き出せるであろう。引用すべき文献も、すでに記されている。こうして、常にアウトプットすることを意識して、その準備として覚書をつけることである。

　「読書」など、好事家にまかせておけばいい。彼らは机の上に本を積み上げて、目的ももたずに漫然と読んでいる。これではネットサーフィンと変わらない。不毛そのものである。むしろ、「勉強」してほしい。ノートをつけてほしい。

Take
home
message

勉強では主役は本でなく、自分のノート。
論理のまとまりを蓄積していくこと。

■ 好事家が得意なのはチャット

　好事家とは、読書好きで、該博な知識をもつが、あくまで趣味人の域を出ない人のことである。精神科医のなかにもいる。好事家は、他の人の発表や論文を辛辣に批判するのは得意だが、自分では知的価値を創造できない。彼らは百科全書的知識をもっているので一見知的にみえるが、論理的に思考していない。一言居士としてコメントするが、理由づけができないから、それ以上は自説を展開できない。彼らが語るのは感想であり、チャットにすぎない。好事家は学者ではない。それというのもそもそも論理の世界を自ら構築していくことができないのである。

　好事家は、批判ができない。彼らが行っているのは、難癖だけである。彼らは、「批判」（criticism、Kritik）という言葉を誤解している。「だめだ！」とか「くだらない！」と断罪して、その理由もいわない。しかし、彼らは「批判」の意味するところを知らないから、「難癖をつける」「あげつらう」「非難する」という意味だと思っている。

　たとえば、イマニュエル・カントの三批判書の哲学史上の意義は、純粋理性、実践理性、判断力に難癖をつけたことにあるわけではない。カントは、人間の知的に思考する能力、道徳的に行動する能力、美的価値を吟味する能力を、多方面から検討しようとしたのである。

　好事家タイプは、結局のところ独善家にすぎず、一見すると舌鋒は鋭いが、物事の一面しかとらえていない。まして理由付けなどできるはずもない。こういう人は、もっとも「批判的思考」"critical thinking" から遠い。

　とはいえ、日本語のニュアンスとして「批判」と「非難」はかなり近いので、そのことを嫌って "critical thinking"（クリティカル・シンキング）にあえて「複眼的思考」の語をあてる人もいる。実際、この表現のほうが内実を反映しているといえる。そこにおいて重視されるのは、何をおいても論理である。

Take
home
message
「クリティカルに考える」とは、難癖をつけることではない。
複眼的に考えること。

■ "So what?" "Why so?"

　英語圏で人文系の教育を受けた人間なら、だれしも "So what?" といわれた経験がある。"Why so?" ともいわれたであろう。この語は、最近では、学問以上にマネジメント・コンサルティングの文脈で使われる場合が多い。その際は、クリティカル・シンキングにかかわる問いとして使われる。"So what?" は、「だから何なのか?」「それはどういう意味だ?　もう少しわかりやすく説明せよ」というニュアンスであり、"Why so?" は「理由を述べよ」である。

　しかし、そもそもこの質問をされること自体、「おまえのいうことは意味ないのじゃないか?」「根拠があるのか?」といった、少なからず難詰するような意味合いがある。したがって、"So what?" といわれることを予想して、明快に言い換える準備をしておかなければならないし、"Why so?" といわれたらすぐに返答できるように、理由を挙げておかなければならない。

　この "So what?"、"Why so?" は、海外の大学のセミナーでは最頻出の質問であり、すべての学生が、自分がプレゼンテーションを行えば、この質問を受けると予想している。したがって、この質問への答えを事前に準備してセミナールームに入る。つまり、議論が始まる前にすでに、自説に関して、どうそれを敷衍するか、どうそこに理由を付すかのリハーサルを頭のなかで行っている。彼らは、"So what?"、"Why so?" の質問に即座に答えるが、それは、すでに答えをもっているからである。

Take
home
message

クリティカル・シンキングとは、
"So what?" "Why so?" に答えていくこと。

■「すなわち」と「なぜなら」

　英語では、"So what?" に対しては、たとえば "That is" といって始め、"Why so?" に対しては、"Because" で答えるのが、よくある返し方である。「論理的である」といっても、基本はこの二つだと思っていい。

　日本語ならば、「すなわち」と「なぜなら」だと思えばいい。自説を述べた後、「すなわち、それは……」といって敷衍する。あるいは、「なぜなら……だから」といって理由を付す。最低限、これができれば論理的な議論としての体裁は整う。あとは、「すなわち」の中身の明快さ、「なぜなら」の理由の確実さなどで、豊かにしていく。「すなわち」の各論として「たとえば」をもってきて、そこで具体例を挙げるのもいいだろう。

　知的な議論とは、自説を端的に述べた後、論理的に展開したり、理由を示して論証したりすることを意味する。この原則さえ理解しておけばいい。

　しかし残念ながら、学会のような大舞台ですら、このレベルのこともできていない人が多い。発作的に自説を口走って、それを敷衍することも、理由づけることもしない。遠足の感想を聞かれた小学生が、「楽しかった」「お弁当おいしかった」というのに似ている。

Take home message
　論理の基本は、「すなわち」と「なぜなら」。
　敷衍も、理由づけもなければ、それはただの感想。

■ 書くこと、語ることを意識する

　精神病理学に興味をもつ人ならば、おそらく、高校生頃から思想的なことに関心をもっていたことであろう。そして、岩波文庫の青帯（哲学・思想）、白帯（社会科学）を買ってきて、読んだら、難しくて、眠ってしまった人も多いであろう。

　岩波文庫の青帯、白帯は、緑帯（日本近現代文学）や赤帯（外国文学）を読むように読むものではない。これらは、ノートをとりながら読むものである。小説を読むように読むものではない。

　もちろん、例外はある。青帯に収録された柳田国男『遠野物語・山の人生』や宮本常一『忘れられた日本人』などは、第一級の文学作品であり、鑑賞するように読んでもいい。一方、赤帯のギッシング『ヘンリ・ライクロフトの私記』は文学作品そのものだが、私にはその内容が人生の指針のように思えるので、すでに大量の抜き書きを作っている。

　ともあれ、哲学・思想系の書物は、小説や随筆とは違う。読んで、抜き書きを作り、そこに自身の考察を加えるという読み方が必要である。文学作品を一読者として鑑賞するのではなく、専門文学者が研究の素材として読む場合は、おそらく抜き書きを作り、考察を加え、ということもするであろう。まして、青帯、白帯は鑑賞するものではなく、研究するものなのだから、最初からそのつもりで扱ったほうがいい。そもそもノートをとりながらでなければ、理解できないはずである。

　私の学生時代の濫読が、ほとんど身につかなかったのはノートを作らなかったからであり、精神科医になってから少しは身につくようになったのは、ノートを作ったからである。もっとも、最初の大切な数年間に作ったノートは、紙媒体であった。最初からコンピューターを用いてノートを作るべきだった。コンピューターで作ったノートは、文字通り永久保存されており、簡単に検索できる。

Take
home
message
　ノートを作れば論理が身につく。
　ノート作りは、ぜひコンピューターで。

精神病理学は
ラングエッジ・アーツ（言語技術）の学

　これは哲学、文学、史学など他の文系学でも同じだが、精神病理学はラングエッジ・アーツ、つまり、言語技術の学である。そこには「技術」という語にふさわしい、言語表現が求められる。

　以前、ケニア人の女性建築家と話をしたとき、英語と日本語の論理構成の差異について話題になった。その際に、「大学で論文の論理構成について指導を受けたのか?」と尋ねたところ、「それは高校生レベルで指導された。大学ではもっと高いレベルが求められる」との返答であった。彼女はケニアのエリート大学の出身であり、かの国の高等教育は旧宗主国イギリスの影響下にあった。そもそも英語圏では、日本の学校で「国語」として行われる授業が、「言語技術」(Language arts) の名で呼ばれる (渡辺, 2007)。そこでは「読む」ことより「書く」ことに力点が置かれ、小学生レベルで「物語」「詩」「手紙」「説明文」「説得文」「自伝」「戯曲」などの異なるジャンルごとに、自分で書く練習をさせるという。おそらくは、ケニアでも「書く」ことについては、初等教育の頃から鍛えられていたのであろう。日本人が学校教育で言語技術の訓練を受けていないのは、大きなハンディキャップになる。

　まず、最低でも、パラグラフ単位の思考が、言語技術には必要だということを知っておいてほしい。日本語の段落と、欧米由来の学（精神病理学も含む）におけるパラグラフとは、似て非なるものと理解すべきである。英語圏のパラグラフは意味のまとまりであり、一つのパラグラフに一つのトピックが入る。次のトピックを記すタイミングで、改行して新しいパラグラフに入る。

Take
home
message

学問には、ラングエッジ・アーツの名にふさわしい技術が要る。
まずは、思考をパラグラフ単位でまとめよ。

■ パラグラフ・ライティング

　普段、書くときにも、話すときにも、パラグラフ的思考を意識してほしい。知的な論文は、日本語の随筆とは違う。前者では論理が明快である。後者の場合、明快すぎる論理は好まれない。論理が明快であるとは、パラグラフの目的が明快であることを意味する。パラグラフは、複数の文章で構成され、文章全体は、複数のパラグラフで構成される。一つのパラグラフでは、一つのトピックを論理として展開していく。

　その際、パラグラフの第一文においてトピックを提示する。パラグラフの冒頭に導入のための短文や、注意喚起のための疑問文を置くこともあるが、その場合は第二文である。すなわち、早めに勝負をかけるのである。もっとも強調したいメッセージを第一ないし第二文に置く。そして、以降は、その敷衍であり、例証であり、理由付けである。先に述べた「すなわち」「たとえば」「なぜなら」以降の文章がここに来る。

　一段落が長くなった場合は、わかりにくくなってきた読者のために、段落の最後にコンクルーディング・センテンスを置く。これは、当然ながら、トピック・センテンスと同義でなければならない。しかし、コンクルーディング・センテンスは、くどい印象を与えることがあるので、なしで済まして、次の段落に移る場合が多い。

　論理的な文章は、複数のパラグラフからなる。個々のパラグラフにおいては、主たるメッセージをトピック・センテンスとコンクルーディング・センテンスに置き、パラグラフ全体を挟み込む。同じ構成が、文章全体の構成においてもいえる。すなわち、序論、本論、結論の三部構成をとり、序論でこれから何を述べるかを示し、結論でこれまで何を述べたかを示す。序論で文章全体の主たるテーマが提示される。本論においては、その例示であり、理由づけであり、専門家意見の引用があり、文献が根拠として提示されるなどする。そして、結論において、全体のまとめが行われる。序論における主張と、結論におけるまとめは、同一の趣旨をもち、序論と結論が文章全体を挟み込む。

Take
home
message
　　　パラグラフの冒頭にトピック・センテンスを置く。
　　　その後は敷衍、例証、理由づけがくる。

■ 論理構成とは
起承転結のことではない

　この論理構成は、いわゆる起承転結とは異なることを知っておいてほしい。起承転結は、漢詩の絶句の構成であり、これを論理的な文章に適用してはならない。起承転結が論理構成として不適切な理由は「転」にあり、これは不要であり、あってはならない。小・中学校で起承転結をあたかも文章術の王道のように教えているが、学校教育というものは詩人を育成するためにあるのではなかろう。本来学校で教えるべきは、論理的な文章の書き方のはずである。そのためには起承転結ではなく、序論、本論、結論の三部構成をこそ生徒たちに叩き込んでほしかった。論理的であるとは、筋が通っているということであり、序論から結論まで、ある主張を表現するために首尾一貫した議論を展開することである。「転」などと称して、途中で脱線していいはずがない。

　一般に、英語圏の文章では、最初から勝負をかけてくる。個々のパラグラフにおいても、第一ないし第二文で主張を提示し、理由はあとからである。文章全体で見ても、序論で主たるメッセージを提示する。これは、日本語の文章を読み慣れていると、かなり面食らう。日本語の場合は、慎重な物言いが続き、例証、引用を置いて、前置きが長く、最後にやっと結論が出てくる。仕切りが長く、最後は一瞬で勝負がつく「相撲」のようなものである。英語圏の論理は、サビから始まる曲のようなものである。若い世代なら、「夏のせい」（RADWIMPS）、「STAY TUNE」（Suchmos）、「ヘビーローテーション」（AKB48）を、年配世代なら、「ウイスキーが、お好きでしょ」（石川さゆり）、「クリスマス・イブ」（山下達郎）、「青い珊瑚礁」（松田聖子）、「夢で逢えたら」（吉田美奈子ほか）などを思い浮かべてみよう。冒頭からいきなり盛り上がり、たちまちこちらのペースに乗せるのである。

Take
home
message

「起承転結」は不適切。
むしろ、「サビから始まる」曲のように。

■「いきなり勝負」型の論理

　いきなり勝負に出るこの論理は、日本語的な感覚からすれば、攻撃的な印象を与えかねない。この点を、英語を母国語とする数人のアジア人に尋ねてみた。英語がペラペラな彼らでも、文化的な基盤は、個人より集団を重んずる東アジア共通の文化である。彼ら、彼女らでも、英米流の「いきなり勝負」型のコミュニケーションに困惑するらしい。

　欧米語のなかでも、多少の差異はあるようだが、論理の首尾一貫性を競う「技術」である点に変わりはない。日本的な美意識からは程遠いが、慣れるしかない。そして、精神病理学も欧米系の論理に影響された学であり、日本語で書く場合も「最初から勝負にでる」べきであろう。

　英語圏の人たちも、この「いきなり勝負」型のリズムが、不得手な人がいる。だからこそ、「アサーション・トレーニング」なる自己主張の練習があるのであろう。ただ、そのようなトレーニングを受けなくても、プレゼンテーションのたびに、例の "So what?" "Why so?" の質問を受けるので、初めからいうべきことをいおうとする習慣がつく。換言すれば、"So what?" "Why so?" の問いは、「いきなり勝負」型の論理技術をからだに叩き込むための問いである。

　知的な文章は、各パラグラフの第一文だけを読んでも意味が通るような構成になっている。そもそも、英語圏の大学では、速読の技術指導として、段落の冒頭の一、二文だけを読んでいくことを勧められる。書く側には、その読み方に耐えられる論理技術が求められる。

Take
home
message

欧米語の論理は「いきなり勝負」型。
論文は、パラグラフの第一文しか読まれないかもしれない。

精神病理学者の生活

　私は、精神科医としてのキャリアの初期に、「精神病理学者の生活」というものを目撃することができた。先ほどから「読書の延長に精神病理学があるわけではない」といってきたが、これは私自身が実際に学問として精神病理学に取り組んでいる人を目撃したからである。学問は、読むことではなく書くことであり、読むことはその準備にすぎない。読むこと自体は目的ではない。

　私が目撃したのは、宮本忠雄、関忠盛、平山正美、加藤敏、花村誠一、阿部隆明、阪上正巳、十川幸司といった人たちだが、この人たちはまさに毎日、ノートに文章を書くことが生活の中心になっていた。ただ本を読んでいたわけではなく、常に抜き書きを作って、そこに考察を追記するということを365日続けていた。

　翻訳を通して、思考のトレーニングをしている人もいた。たとえば、当時、茨城県立友部病院の副院長であった関忠盛先生は、自分の病院で行っているドイツ語抄読会の論文は、すべて自分で日本語訳を作っていた。私も訳文をみせていただいたことがある。当時は、パーソナル・コンピューターが汎用化される前であり、ワープロ専用機が使用されていた。関先生は、もともと美しい文字でカルテを書く人だったが、訳文はすべてワープロで記されていた。「訳を作ることを通して、論理の展開がわかる。それに触発されて自分の考えも発展する」とのことであった。みすず書房などから、多くの訳書を刊行したが、若くして亡くなったのは、痛ましいことであった。

　私と年齢が近い先輩としては、後年精神分析学者として名をはせることになる十川幸司氏がいた。この人も、関先生と同じく、流麗な筆致でカルテを書く人であった。笠原嘉『予診・初診・初期治療』では、毎回の診察のたびにサマリーをつけることが勧められていた。その理由は、「これを書いていくと臨床の腕が早く上がる」からであった。十川氏はこれを実行していた。初診時は長いサマリーを、その後の診察でも、必ず考察をつけていた。この先生は普段の勉強においても、論文や単著からの抜き書きをつけ、必ずその後に自分の考察を加えていた。そして、本で読んだことを患者の状態を理解する際に参照し、また、患者の診察で疑問に思ったことを本を読んで再検討するということを繰り返していた。しばしば、精神病理学や精神分析は臨床と乖離しているというが、十川氏においては

この両者は見事に調和していた。私は十川氏の臨床と学問を通して、両者の理想的な関係を学んだ。

　精神病理学者たちの生活は、兼業作家の日常と似ている。作家のような生活、つまり、書くことを中心に一日が回っていた。

　私が自治医科大学精神科に所属したのは、昭和から平成へと移り変わる時期で、当時、周囲には何もなかった。医局員の多くは、宮本教授を筆頭に病院の敷地内の宿舎に住んでいた。夜、することもないから、皆、遅くまで病院に残っていた。勉強するか、医局でコーヒーを飲みながら議論するかであった。病院外に住んでいた加藤敏講師は小山の自宅で夕食をすませて、その後8時過ぎにもう一度病院に戻ってきていた。

　毎日が合宿生活のようであったが、おかげで志をもった精神科医がどのような24時間を送っているのかわかった。皆、多かれ少なかれ、原稿の締め切りを抱えていて、原稿を書くために勉強し、勉強したが原稿に書けなかった部分を、次の依頼原稿のために保存していた。

Take
home
message

抜き書きを作って、考察を追記する。
診察のたびに、サマリーをつける。

■ 精神病理学に基づいた症例検討会

　普段から勉強している人の集団であったから、症例検討会の議論もハイレベルであった。何よりも症例を論じるコメントが論理のまとまりをもっていて、そのまま論文の一段落になりそうなほどであった。自説を述べる場合にも、他者からの批判に応える際にも、必ずそこに例証があり、文献の引用があり、学説史への言及があり、という具合で、専門家でなければできないコメントばかりであり、議論に参加したければ、事前の勉強が必要であった。

　ある知的な若者で、統合失調症発症前駆期と思われる患者がいた。今は多摩地区の精神科病院の院長になっている、当時研修医の永野満先生が症例を提示し、「まわりで起きている事件はすべて『やらせ』ではないか」との患者の陳述に注意を促した。ただちに、クラウス・コンラートの「トレマ」、ブランケンブルクの「自明性の喪失」などの概念を巡る議論が開始された。みすず書房から『自明性の喪失』が出たのが1978年で、ちょうど10年ほどたっていて、精神病理系の医局では、この現象の理解が深まっていたころであった。自治医科大学（以下、自治医大）にとっては、宮本教授の師匠の島崎敏樹の「予定体験」とも通じるところがあったため、医局員の理解も深く、熱がこもった議論が展開された。

　もっと驚いたのは、14歳の女性患者が急性錯乱状態で入院したときのことである。花村誠一講師がヘッカーの破瓜病、カールバウムの緊張病に言及しつつ、今後数週間の経過から、長期予後までを見通すコメントをした。実際、その通りの経過をたどった。

　当時「精神分裂病」と呼ばれていた統合失調症に関しては自治医大の医局は抜群に強かった。一方で器質疾患については、苦手としていた。海馬損傷のHM、ブローカ失語のタン、前頭葉損傷のフィネス・ゲイジが話題に上ることはなかった。ルリア、ヴィゴツキーに言及する人もいなかったし、エカン・ランテリローラの著作を挙げる人も少なかった。

Take
home
message
コンラート、ブランケンブルク、ヘッカー、カールバウム。
自説を述べ、例証、引用、学説史への言及を加える。

精神病理学は精神療法に寄与するのか?

　精神病理学の限界も感じた。自治医大の精神科医たちは、皆、まじめな臨床家であったが、治療者としては思い切った踏み込みを回避しがちであった。精神分析学派が自身の学派をダイナミック(「動的」の意)精神医学と呼んだとき、その際の批判の対象となったスタティック(「静的」の意)精神医学こそ記述精神医学であり、自治医大の精神医学はまさにスタティック(静態的)であった。

　しかし、これは精神病理学自体に内在する問題であろう。この静態的な姿勢は、学会においてもやり玉に挙がった。1987年の精神病理懇話会(日本精神病理学会の前身)シンポジウムにおいて、精神分析・家族療法学派の下坂幸三、中村伸一の二人が、精神病理学に対する批判を行ったのである。その際、「虫ピンでとめた珍しいチョウをためつすがめつみている趣きがある」「精神病理学者自身の認知のゆがみを吟味しない」「『喪失』『崩壊』『根底的……』といった死刑宣言にもひとしいおそろしい表現が好んで使われる」「しばしば死を賛美するような『死の影』を宿している」といったコメントがなされた。

　私は、この年は新人だったから、病棟の留守番役を務めた。だから、シンポジウムは目撃していない。のちほど論文(下坂，中村，1988)になったものを読んでみたが、正直いって、下坂らの意見には一理あるように思えた。

　精神病理学という学問は、病前性格なり、存在構造なりを、あるスタティックな類型とみなしがちであった。「分裂気質(当時の呼称)」「躁鬱気質」「自明性の喪失」「アンテフェストゥム的存在構造」などである。類型とみなすということは、それをその個人の恒常的な属性とみることになる。一人の個人は、ある属性を常にもっていて、生涯にわたってこれに拘束される。自分の固有のあり方から逃れることができず、その運命の下で人生を送るようにみなしがちであった。精神病理学における類型論というものは、どこかに宿命論に傾きがちな悲観主義的なものがあった。一人の人間を、自身の属性に生涯にわたって束縛され、諦念と忍従をもって生きる以外になすすべのない無力な存在として描きがちであった。

Take
home
message
　精神病理学は、患者を静態的な類型として分析する。
治療については、宿命論に傾きがちなのが難点。

■「メランコリー親和型」神話への疑問

　そのなかで、私がもっとも違和感を抱いたのが、テレンバッハの提唱した「メランコリー親和型」という病前性格類型である (Tellenbach, 1983)。当時、責任感が強く、几帳面で、秩序への強い志向性をもつ「メランコリー親和型」の人間が、利他的な行動の果てに、ついに力尽きて、うつ病になり、罪責念慮と希死念慮を訴えるという神話が存在した。

　否、神話どころか、80年代の当時にあってはテレンバッハの権威は絶大であった。ハイデガーの直弟子であり、哲学から医学に転じて以降も該博な知識と深い洞察をもって、格調高い議論を展開していた。

　とはいえ、テレンバッハが対象としたのは50–60年代の復興期ドイツの患者である。ドイツと似た戦後的課題を抱えた本邦において、同時期にテレンバッハ型のうつ病患者が多数発生したとしても、それはありえる。ただ、当時すでに30年が経過していた。社会的背景が異なれば、患者の層も異なってくるはずである。

　実際、罪責念慮と希死念慮を訴えて入院してくる中年のうつ病患者がいなかったわけではない。多少はいた。ただし、そうでない人もいた。さらには、うつ病になる前から患者たちが「責任感が強く、几帳面で、利他的な行動に徹するタイプ」かといえば、はなはだ疑わしいように思われた。

　私は、新人であったから、学会の公式見解に異を唱える権利はなかったが、内心、「メランコリー親和型」仮説は、ナンセンスなおとぎ話のように思えた。そもそも「メランコリー親和型」という性格があるということ自体に疑問を感じた。

Take
home
message

「メランコリー親和型」概念には、疑問の余地あり。
そうでないうつ病患者もたくさんいる。

■ 弱者の対処行動としての罪責念慮

　当時も思い、今も、そう思っていることとして、テレンバッハの提唱したこのメランコリー親和型とは、一定の性格類型というよりも、むしろ社会的弱者の対処行動ではないだろうか。

　この点は、テレンバッハの大著『メランコリー』自体がすでに暗示しているように思える。彼の示した単極性メランコリーの職業一覧によれば、大半の患者が権限のない従属的な地位に属していた。大多数は下層中産階級であり、主婦ですら、それらの社会階層の男性の妻であった。知的職業をもつ症例でも、そのほとんどがサラリーマンであって、経営者ではなかった。そして、この点に関して、テレンバッハは、マトゥセックやアングストらのデータとの一致をみているのであった。

　うつ病発症後に病前を振り返って「メランコリー親和型」とみなされた人々は、日頃から指揮系統の下位に属していた人であろう。上意下達の厳格な秩序の下では、裁量も発言権も制約され、いきおい、常に自己卑下することを強いられる。生活のために自尊心を犠牲にして、理不尽な叱責に耐えざるを得ない場合もあったことだろう。このような状況に置かれれば、人はだれも罪責念慮の表明を生きるための手段として用いる。「申し訳ありません」との言葉を繰り返し、平身低頭の謝罪姿勢をアピールすれば、叱責を最小化し、制裁処置を回避しえる。秩序への志向性とみなされた属性も、忠実さを態度で示すことで、獰猛な支配欲の犠牲となることを避けようとしていたのではないか。責任感の強さとみえたものは、倫理意識というよりも、むしろ不安を解消するための強迫行為だったのではないだろうか。

Take
home
message

テレンバッハを精読して見えるもの。
メランコリー親和型は、社会階層を抜きにしては考えられない。

■ 疑問を感じたら本を書く

　その後、私は、『激励禁忌神話の終焉』（井原, 2009）、『生活習慣病としてのうつ病』（井原, 2013）、『うつの8割に薬は無意味』（井原裕, 2015）、『うつの常識、じつは非常識』（井原裕, 2016）などの書籍を公刊し、うつ病のステレオタイプに対する疑問を投じることとなった。その最初のきっかけが、新人時代に感じた「メランコリー親和型」への疑問であった。人間学的精神医学が、一定の病前性格、一定の発病状況、一定のうつ症状の発現といった一連の流れのなかで、うつ病患者を理解しようとした努力は尊敬に値する。しかし、その点を割り引いても、「メランコリー親和型」仮説は現実からの乖離があり、うつ病の多様なあり方を理解するには限界があると感じた。

　学界で権威とされた学者の意見でも、自分なりに疑問をもったら再考してみなければならない。このことを痛感させられたのは、民俗学者の宮本常一の思想に触れたときであった。かつて彼は、昭和の人間観を回顧して、「当時は唯物史観的な歴史が流行していて、支配者や資本家はすべて搾取し、民衆はそれらに吸いとられて滓のようになって生きているといったような学説が流行していたが、私自身はかならずしもそう考えなかった」と述べた（宮本常一, 1978）。

　私の感覚も、これに近い。すなわち、メランコリー親和型の背後の人間観は、うつ病になりやすい人は、根っからの弱者であり、強者から搾取されて使い捨てにされる運命から逃れられないと主張しているかのごとくであった。このような厭世的な人間観から治療へのヒントが生まれてくるはずがない。

　宮本常一は名もなき民衆の生き方のなかに、苦難を乗り越える知恵を探そうとした人であった。同じく、私も一人ひとりの患者の生き方のなかに、逆境を跳ね返す力を見出そうと思う。可能性に賭けてみて初めて、治療への手がかりが見出せるはずである。

Take
home
message
生きるとは、逆境を跳ね返すこと。
患者のなかに可能性を探し、それにかけてみてこそ治療。

■ 自治医大精神科の理論と臨床

　自治医大の医局は、宮本忠雄教授を中心とする精神的共同体であった。すべてが精神科臨床と精神病理学を中心に回っていた。火曜日の午後４時から２時間にわたる集談会、水曜午後１時から３時間近く行われる症例検討会、金曜午前７時から２時間にわたるドイツ語抄読会の３つが宮本教授主宰の会であったから、出席はマストであった。そのほかに、加藤講師がフランス語圏の精神医学勉強会を、花村講師がドイツ語圏勉強会を、そして、石黒助教授らが生物学的精神医学の研究会を行っていた。阿部裕講師は、自腹を切ってスペイン人の教師を雇って、スペイン語勉強会を行っていた。すべてに出ることはできないので、皆、自分の関心に従って参加していた。

　自治医大の勉強だけでは足りなくて、他にも勉強の機会を求めている人もいた。十川先生はアテネフランスに通い、阿部隆明先生はドイツ語学院ハイデルベルクに通っていた。阪上正巳先生は、自分でドイツ語の家庭教師を雇っていたし、大塚公一郎君、岡島美朗先生たちも、ドイツ語教師を雇っていた。

　火曜日の集談会と水曜の症例検討会は、討論が巻き起こる機会であった。どちらの会も普段勉強している成果を披露する場のような雰囲気もあったから、ひとたび討論が始まると、議論百出、談論風発であった。

　自治医大では、今、入院している患者と精神病理理論との対応、歴史的有名症例との比較が、日常的に行われていた。統合失調症ならば、ヘッカー、カールバウム、クレペリン、コンラート、ガウプ、クレッチマー、ビンスワンガー、ブランケンブルク、ミンコフスキーなどが言及され、うつ病ならば、テレンバッハ、クラウス、下田光造ら、非定型精神病（今の統合失調感情障害）ならば、ウェルニッケ、クライスト、レオンハルトの学説が議論に上った。神経症圏ならば、フロイトの症例、エリザベート、アンナ・Ｏ、狼男、ねずみ男、シュレーバーは、しばしば俎上に上がった。症例といえば、ビンスワンガーのエレン・ウェスト、ブランケンブルクのアンネ・ラウ、ハンス・ヨアヒムなども取り上げられた。

　たとえば、症例ハンス・ヨアヒムは入院直後から奇矯な行動を行い、その都度、「自分は病気を演じているだけだ」と主張してみせたが、その後、「演じているだけ」と主張することすらできない状態に陥った。

　この「『病気を演じている』と主張する本物の患者」という発症初期の状態を、症例検討会で実際に目撃したのは、衝撃的であった。この患者は医療関係者で

精神医学情報にアクセスできる立場にあったが、宮本教授の質問に答えて、シュナイダーの一級症状をまるで口頭試問のようにリストアップし、「どうです？　分裂病(当時の呼称)でしょう」とうそぶいていたのであった。「自分には分裂病のふりをするなんて朝飯前ですよ」とでもいいたげであった。この患者もその後、顕在発症した。

　この患者にせよ、ハンスにせよ、「意図的に演技しているのだ」と主張していたが、実際には、すでに「演技せざるを得ない」状態であった。換言すれば、演技ではない、真正の精神病症状の前駆期だったのである。

　この症例のように、自治医大時代は統合失調症の前駆期から顕在発症にいたるまでの経過を、詳細に観察する機会があった。統合失調症は自律性が失われていく病だが、その観点から「病気を演じている」という主張を考えると、奥深いものがある。発病初期にあって、患者は自律性が徐々に失われつつあることを自覚する。その際に、「いや、病気を演じているだけなのだ」と言い張り、自らをもそう思い込ませようとすることで、それこそ命をかけるような強い意気込みをもって、自律性を回復しようとする。この努力は早晩力尽きるのだが、こんなにも壮絶なドラマを内面で生きている患者に対しては、尊敬の念を禁じ得ない。

　それにしても、毎週のカンファランスで文献上の症例が、当然の知識として語られるのには、度肝を抜かれた。新人の私は知っているふりをして議論の行く末を見ていたが、カンファランスが終わるや、急いで自室に帰り、自分の可能な範囲で調べて、付け焼刃の知識を身に着けた。しかし、この付け焼刃方式は、先輩たちもやっていた。30分後には仕入れたばかりの知識を、さも昔から知っていたかのような顔をして、医局でコーヒーを飲みながら議論を再開するのであった。

　栃木の郡部にあって一年中、泊まり込み勉強会のような生活であったが、こんな医局は日本中探しても他にはなかったであろう。独特の精神的雰囲気があって、私は水があったから充実した研修を送ることができた。皆が向上心をもち、自分に課題を課して、それをこなしていこうという空気があったから、当然、ついていけない人も出てくる。いつの間にか医局を去っていた人もいた。

Take
home
message

目の前の患者を、歴史的症例と比較する。
「病気を演じる本物の患者」を実際に診る。

■ 精神病理学は何から勉強していくか？

　多くの精神科医は、精神病理学に関心をもっていても、どこから勉強を始めたらいいかわからないことであろう。一番いい方法は、日本人の精神病理学者のなかで自分に合いそうな人を一人選んで、その人の論文を刊行年に従って読んでいくことである。すべてを理解する必要はない。むしろ、その人の学問がどう作られていったかを理解すれば十分である。そして、次にその人に影響を与えた精神病理学者の論文・著書を読んでいくのである。

　この方法は、哲学者の三木清が哲学に関して採った方法である（三木，2013）。三木の京大時代の恩師は西田幾多郎であり、まず、西田の『善の研究』から始め、勧められるがままにカントの『純粋理性批判』を読み、さらに西田に影響を与えた哲学者の著書を読むということを行った。

　自治医大の精神科医たちも同じであった。まずは、宮本忠雄教授の論文集『妄想研究とその周辺』（宮本，1982）を読み、教授の学問が形作られる過程を理解し、次いで、教授に影響を与えた著作を読んでいった。宮本先生は、文学も絵画も映画も、すべて症例を読むように読んでいて、その成果は『精神分裂病の世界』（宮本，1977）、『言語と妄想』（宮本，1994）などの著書に記されていた。一般読者に向けて書かれていたが、内容は高度で、精神医学の専門誌に書けない知的な内容が盛られていた。

　一流の精神病理学者というものは、ある思考の型をもっている。その型を理解するには、その人の文章を熟読する必要がある。一人の著者の本を繰り返し読むと、その人の思考の癖、思考の型を理解することができる。私を含めた自治医大の若手医師にとって、そのように深く研究するに値する学者が身近にいたのは、幸運であった。

Take
home
message

一人の学者を選んで順に読み、
学問が作られる過程を理解する。

■ 安永浩のファントム空間論

　私にとって、宮本先生の本以上に読んだのが安永浩先生の著作であった。安永理論は、「ファントム空間論」として知られている（安永，1972）。

　これは、患者が主体的に体験される空間図式（「ファントム空間」）と、実際の空間とのずれに端を発して、統合失調症の主観的体験の全体像を描き出そうとする理論である。いわば、階段を踏み外したときに経験される狼狽が、瞬間、瞬間の見るもの、聞くもの、すべての知覚体験に伴ってくると考えればいい。この理論は、身体感覚を通して読むことをしないと、絶対に理解できない。私は以前、コブ斜面におけるスキーの重心移動をモデルに安永理論を理解する方法を解説したことがある（井原，2016）。安永理論は、じつに美しい公理演繹的な世界であり、私は修業時代に仕事で疲れると安永先生の書を紐解いたものである。そこは、空気の澄んだ、別世界が展開していた。

　ただ、「ファントム空間論」自体は、肌に合う人と合わない人とがいる。先生は、『精神科医のものの考え方』（安永，2002）のような読みやすいものも書いているので、合わない人はそちらを読んでみていただきたい。ただ、この本においても、統合失調症に触れている描写は、安永理論の影響がみえ、その筋さえつかめば、理路整然とした記述であることが納得できるはずである。

　安永先生は生粋の臨床家であり、東京大学病院分院（以下、東大分院）を定年退官後も三鷹の長谷川病院、築地サイトウクリニックなどで診療を続けておられた。病を得てからも長く勤めておられたが、診療をやめて一ヵ月後に亡くなったと伺っている。私は、安永先生を通して、「生涯一精神科医」として生きるということを教えられた。私も健康が許す限り、診療を続け、働けなくなったら静かに白衣を脱いでそのまま人生を終えたいと思う。

　私は英国留学中に先生の私淑するO.P.ウォーコップと同名の村を訪れ（井原，2000）、そこで購入した「Warcop」と記されたマグカップのミニチュアを先生にプレゼントしたことがある。先生は喜んでくださった。葬儀の際には奥様が棺に入れてくださった。安永未亡人には感謝の言葉もみつからぬほどである。

Take
home
message
　安永浩のファントム理論は、身体感覚を通して理解すべき。
その人生は、「生涯一精神科医」であった。

■ 精神病理学の系譜

　私の場合、昭和の末の自治医大精神科に入局し、そこが本邦の精神病理学の拠点の一つであったので、斯学を内側から学ぶことができた。この学は、少数のオピニオンリーダーとその学派によって作られていた。

　東京・関東の事情をいうなら、もとはといえば、東京大学OBの西丸四方・島崎敏樹の兄弟が中心となってヤスパースの『精神病理学総論』(Jaspers, 1955)を出したところが始まりであった。二人とも神田神保町の古書街を歩いて、ドイツの古い精神医学、心理学の教科書を探すのを趣味にしていた。

　その後、島崎が医局を主宰していた東京医科歯科大学から宮本忠雄が輩出。宮本が新設された栃木の自治医科大学に移ると、そこが関東の精神病理学の中心地となり、一方、宮本と同期の宮坂松衛が、同じく栃木に新設された獨協医科大学に移ると、そこへ大森健一、小田晋といった中堅が東京医科歯科大学から移籍、ここもまた関東の拠点となった。一方で、東京大学で西丸・島崎と同世代であった笠松章が東大分院神経科に科長として移ると、その門下から鬼才安永浩が輩出。この東大分院に、長い遍歴を経て入局してきた34歳の新人が中井久夫であった。

　関西の状況については正確には把握していないが、村上仁が大橋博司、笠原嘉、木村敏、藤縄昭といった後進を育て、笠原、木村が名古屋に移ることによって、京都と名古屋が精神病理学の拠点地となったようであった。

　私が精神科医になったのは、本邦の精神病理学の黄金時代といっていい。ちょうど東京大学出版会から毎年刊行されていた『分裂病の精神病理』シリーズ全16巻が完結した年であった。このシリーズでは、木村敏、安永浩、中井久夫の三名が連続寄稿していて、このシリーズから輩出したスターであった。後半の14巻において彗星のように現れた論客が中安信夫であった。

Take
home
message
　精神病理学は、学派の系譜を知ると理解しやすい。
『分裂病の精神病理』シリーズ全16巻が、必読文献。

精神科医の人生から学ぶ

　精神病理学を学ぼうと思えば、精神病理学者の人生を学ぶことである。私どもの世代にとっては、ちょうど親の世代にあたる笠原嘉、木村敏、中井久夫、安永浩がそういう存在であった。

　私個人は、その一つ上の世代、島崎敏樹、西丸四方、神谷美恵子が精神病理学に取り組んだ姿勢から多くを学んだ。特に西丸四方の『彷徨記』（西丸, 1991）は、何度も読んだ。精神科医が精神科医としてどう人生を歩んでいくのかの、その歩き方を知った。私は生前の西丸先生と若干の書簡のやりとりがあったが、紛失してしまったのは惜しいことである。葉書には『彷徨記』そのままの文体が記されていた。

　島崎敏樹については、以前、『精神科医 島崎敏樹』（井原, 2006）という評伝のようなものを書いたので、すべてを読む機会があった。信州蓼科にお住いのご子息島崎哲様にもお会いして、お話を伺うことができた。一人の人間がいかにして精神科医という職業を選択し、臨床医としての経験、人間としての経験を積みながら、どう人生を築いていくのかの、一つのビルドゥングスロマンを読む思いであった。

　神谷美恵子は、主著『生きがいについて』（神谷, 1966）だけでなく、没後にみすず書房から著作集が刊行されるほどの人気作家であった。私は『遍歴』（神谷, 2005）や『日記・書簡集』（神谷, 1982）のような断簡零墨まで読んでみたが、こういう断片のほうがかえって一人の人物を深く知ることができるように思う。主著からはうかがい知れない、人間としての神谷美恵子に近づくことができる。

Take
home
message

精神病理学を学ぶには、
精神病理学者の人生を学ぶのが近道。
主著以外からも、人生を深く知ることができる。

■ 精神科医の思想から学ぶ

　精神病理学者の思想を知ろうと思えば、専門論文だけを読んだのでは不十分である。精神病理学者のほとんどは、専門論文では学問のコンフォーミティゆえに書くことが許されない人間観・世界観の部分を、著書のなかに織り込んでいる。したがって、もっとも大切なことは、専門論文にではなく、単行本の方に記されている。

　島崎敏樹がその典型である。彼の論文集『人格の病』(島崎, 2002)よりも『感情の世界』(島崎, 1952)、『生きるとは何か』(島崎, 1974)のほうがはるかに重要である。同じことは神谷美恵子『生きがいについて』(神谷, 1966)、宮本忠雄『精神分裂病の世界』(宮本, 1977)などについてもいえよう。中井久夫についても論文集よりも『分裂病と人類』(中井, 2013)などの一般書のほうに、思想の真髄が記されている。

　付言しておくと、私どもの世代にとって、臨床の三種の神器であった土居健郎『方法としての面接』、笠原嘉『予診・初診・初期治療』、中井久夫『精神科治療の覚書』のなかで、学術論文は一つもない。この人たちの偉大な業績は、学術論文のなかにはなく、むしろ、臨床の思想にあり、それは、これらの名著のなかにこそ盛り込まれている。

　残念ながら、本邦のアカデミアは、独自の思想を語ることを嫌う。島崎はこの点を「日本の学界にとって、問題は『考えること』ではなくて、『考えたもの』にあることが多いのでした。だから日本には学問が育たないのだ、というべきでしょうか」と率直に語っている(島崎, 1977)。

Take
home
message

思想は論文でなく、著書のなかにある。
ただ、日本のアカデミアは、思想を嫌う。

精神科臨床と世界観

　ヤスパースはかつて、「精神療法を行うにあたって、目標設定を世界観の上に立ってきめるのを免れることは不可能である」(Jaspers, 1955) と述べた。

　世界観とか思想といっても、ここではどこかの国のエライ哲学者の言葉を引用する芸当ができるかどうかなど、問題にしていない。むしろ、ここで重要なのは、ヤスパースが「Geschichteliches Bewusstsein」と呼んだものである。これは「歴史的意識」と訳されているが、Geschichteとはその個人にとっての、特定の人物との出会い、別れ、決断、遭遇などの来し方のことであり、歴史学が問題にするHistorieのことではない。一回限りの、代替不可能なもの、自分がそこに不可避的に巻き込まれるような状況を作る、その前提となるものとしてとらえる意識である。それは、過ぎ去った出来事を単なる歴史的出来事としてではなく、自分自身にかかわる出来事としてとらえていくことである。実体験の履歴を通じて、おのずと築かれていったものが、世界観、人間観、人生観である。

　世界観とは、書斎で本を読んで習得するものではない。そもそも、哲学や文学を読んで、その表面的な内容を真に受けて、自身の経験の裏付けもないのに、勝手に信じ込んだナントカ主義、カントカ哲学などは、思想としていたって底の浅いものであろう。むしろ、自身の人生の体験史において、実際に会った人、みた人、聴いた人、その人の生き方、考え方などを、直接からだに教え込まれ、自然にしみこんできたものによって、私どもは生かされているはずである。

　精神科医の場合も同じである。島崎敏樹、木村敏、安永浩、中井久夫といった人たちの理論のすべてを理解する必要はない。むしろ、理解すべきはこの人たちがいつどのような経験をし、どこでどのような出会いがあり、どのような挫折があり、どのようにそれを乗り越えたか、さらにいえば、そこでどのような著作との出会いがあり、学説との出会いがあったか、というように、実体験と学問とがどう交錯していたかである。精神科医として生きるとき、臨床経験があり、よき指導者との出会いがあり、よき書との出会いがあったはずである。それにこそ着目してほしい。

Take
home
message
　実体験の履歴を通して、世界観、人間観が築かれる。
　精神療法は、世界観、人間観抜きにはあり得ない。

■ 精神科医の人と思想

　宮本忠雄先生の『精神分裂病の世界』(宮本，1977) は、今でも第一に推奨したい精神病理学の古典である。よき精神病理学書は、よき入門書であり、そこで引用されている文献を読むことで、宮本忠雄の世界を知ることができる。

　島崎敏樹先生については、『感情の世界』(島崎，1952)、『心で見る世界』(島崎，1960)、『生きるとは何か』(島崎，1974) の岩波新書三部作があり、いずれも絶版だが、拙著『精神科医 島崎敏樹』(島崎，2006) において触れておいた。拙著については、最近、ある雑誌が「古典」として取り上げてくださったことがあり(井原，2023)、いささか面はゆいが、いうまでもなく真の古典は島崎先生の書のほうである。私としては、何よりも岩波書店に三部作の復刻をお願いしたいと思う。島崎先生の表現はやさしいが、内容はきわめて高度で、わかりやすいものではない。『感情の世界』の後半に言及されている汎神論的世界観については読み落としてはならない。ここは島崎人間学の核心であり、ひるがえって他の著作のどこの記述を読んでも、それらには汎神論の基礎付けがあったことを確認できる。

　西丸四方先生の膨大な著作からは、『彷徨記』(西丸，1991) とともに『精神医学入門』(西丸，2006) も挙げておきたい。これは試験対策の教科書としては使えないが、一種の稀覯本であり、西丸四方ワールドを知るうえで必須の著である。患者の写真が掲載されていて、今ではこのような本は出せない。これらを上回りさらにおもしろいのが『精神医学の古典を読む』(西丸，1989) である。西丸先生は該博な知識の持ち主で、『臨床精神医学事典』(西丸，1974) のように、普通、一人では書けないものを平然と独力で著している。さらに驚くべきは、70歳を過ぎてから、「ボケ防止」と自嘲しつつ、クレペリンの教科書の翻訳を中心に年一冊のペースで大著を出していた点である。『精神医学の古典を読む』はこの時期の著作であり、余裕のある教養人が、臨床の英知をもって知的な遊びを展開したものである。

　中井久夫先生については、『分裂病と人類』や『精神科治療の覚書』(中井，1982) のような有名なものは、他のだれかが解説しているであろう。私としては、あえて『日本の医者』(中井，2010) を挙げておきたい。これは、中井先生が精神科医になる前のかなり長い「美しき惑いの年」の時代に偽名で書いた著作である。医学生、若き医師たちにとっては、医学部インターン闘争前夜の光のみえない時代であった。日本医学界には、日本独自のシステムである「医局」という

名のタテの系列がある。この膠着した人事システムに疑義を投じる点に本書の目的はあったが、先生は、その後の人生の歩みを通して、身をもって複数の系列を横に歩いてみせた。遅れて精神科医となった先生は、超人的なパッションをもって臨床に、執筆に打ち込んだ。先生のエネルギーの源は長らく謎であったが、この書を読んで初めてその秘密がわかったように思う。中井久夫という「思想家」を理解するうえで必読の書といえる。

　本邦の精神病法のパイオニア土居健郎については、私は『土居健郎選集4 精神療法の臨床』（土居, 2000）がもっとも印象的であった。土居先生のスーパービジョンの様子をそのまま本にしたものである。これは通常の精神療法の指導のような一対一ではなく、集団的指導の方法をとっている。私はこの本の指導の状況を参考にして、医局での毎朝のカンファランスを行っている。もっとも個々の症例についての土居先生の解釈は、時代背景の影響を感じさせる。

　笠原先生については、ご自身から献本いただいた『「全体の科学」のために』（笠原, 2013）を挙げておきたい。「人間学の方法」、「反精神医学」など、私が学生時代・研修医時代に読んだ思い出の深いものばかりで、再読三読して感慨もひとしおである。本書に「学会名に『精神療法』の復活を祝して」と題された文がある。2007年に「精神病理学会」が「精神病理・精神療法学会」と呼称変更したことを笠原先生は喜んでくださったのである。ところが、この学会は、驚くべきことにその後再び「精神療法」の文字を削除し、「精神病理学会」に戻した。私はこの際、「精神療法」の名を残すことを主張する意見書を理事会に送ったが、結局、受け入れられなかった。

　この問題はこれ以上議論してもしかたない。私は自分より若い世代に語り掛けたいと思う。私は自分の精神科医としてのプラクティスは、笠原先生の「小精神療法」のバージョンアップのつもりでいる。精神療法をしない医者を精神科医とは呼ばない。精神療法の看板を外して、精神病理学がありうるはずがない。

Take home message　名著を通して精神病理学の世界に触れる。
お勧めは、
・宮本忠雄『精神分裂病の世界』
・島崎敏樹『生きるとは何か』
・笠原嘉『「全体の科学」のために』

■ 青木省三の『精神科臨床ノート』

　祝意を贈った笠原先生への意趣返しのように、精神病理学会が「精神療法」を削除したのは、ひとえに理事会を担っていた団塊世代に精神療法を語れる人が少なかったせいもあろう。

　団塊に近い世代において、精神療法を語る希少な存在が加藤敏、青木省三といった人々である。このうち、加藤先生については、いずれ書くことがあろう。私の恩師であり、ずっとその背中を追い続けた存在である。

　青木先生の主著『精神科臨床ノート』（青木, 2007）は、再読三読に値する。著者は、「本書は、患者さんが退出され、次の患者さんが入室されるほんの少しの合間に、こころに残ったことをメモ書きしたものをもとにした、きわめて実際的・現実的なものである」と記す通り、本書は、プロの精神科医が野戦の場での一瞬のひらめきや、窮地を救った土壇場の発想の数々を拾い集めて、豊富な実例とともに編纂したものである。次から次へとこんこんと湧いて出るアイデアには、圧倒される。扱う対象も、驚くほど広い。統合失調症やうつ病・うつ状態はもちろんのこと、摂食障害、広汎性発達障害、注意欠陥多動性障害など広範にわたり、世代別に見ても児童・思春期、青年期から老年期にいたるまですべてである。

　臨床経験が豊富だから、発想も独創的である。オープン・クエスチョンの侵襲性の指摘、治療関係の自然なフェイド・アウトの推奨の一節、「『問題』の病気化？」における過剰な医療化への批判、成人後に診断された広汎性発達障害をあえて「障害」とみなさず、むしろ「個性」ととらえていくことなどのように、常識の逆を衝いて、新たな支援の方向を探っている。

　精神療法に生きる精神科医として、いたりえる最高の境地とはどういうものか、そういうことを教えてくれる点に本書の価値があるように思う。

　私は、個人的にも青木先生に多くの学恩を負っている。精神科医の忙しい日常診療のなかにこそ「精神療法」があり、そこにこそ精神科医の仕事の醍醐味がある。青木先生の長年にわたる診療と啓発には、そのようなメッセージが込められていたと、私は理解している。

Take
home
message

　　日常診療のなかにこそ、「精神療法」がある。
　　青木省三のメッセージ。

思想家としての北山修

　思索者という呼称が似合わないが、それにもかかわらず私は、この人こそ「グレート・シンカー」(Great thinker) だと信じる人がいる。北山修先生である。

　精神科医北山修の主著の一つが『意味としての心』(北山，2014) である。先生は長く『日常臨床語辞典』、『新版精神医学事典』、『精神分析事典』などの辞典・事典の編纂にかかわるとともに、みずからも積極的に項目を担当した。そして、これらの項目の原稿をもとに再構成したのが、『意味としての心』であった。

　北山先生の際立った特徴は、日頃使っている言葉をとらえて、それを素材として自身の思考を展開していこうとする姿勢である。北山修という人を思想家と呼ぶことは普通ないし、哲学者と呼ぶ人もいないであろう。実際には、この碩学は、芸術、文学、神話、絵画など人間の知的生活の広範な領域にわたって、自らの言葉で思考している。フロイトやウィニコットの思考スタイルを取り入れつつも、題材は常に日本語のなかから選択し、自分自身の言葉で思考しようとした。

　『意味としての心』で定義した言葉のなかには、「あきらめる」「ありがたい」「すみません」「つながる」「とける」「なれ」「はかなさ」「わがまま」など、あえて、ひらがなで記した言葉もある。日常語でありながら、しかし、その言葉の使われ方のなかに見逃せない意味が隠されている。それを言葉にしていくことが精神科医の仕事だと、先生は考えておられるのであろう。

　詳細は後述するが、私は中学生のときに初めてこの人が考えつつ話すところを聴いた。この経験は私の人生の一大事であった。思索者の肉声を聴けたのである。そのときの彼は偽名で出演している深夜放送のDJであったから、難しい書物からの知識を語ったわけではない。しかし、彼はどんな平易な言葉を使っても、常に自分のスタイルをもち、それに従って考えようとしていた。私にとってあの深夜放送は、一人の思索者との邂逅であった。私はこの深夜放送において、人生で初めてものを深く考える人間に出会ったのであった。

Take
home
message

日常語のなかで考える、北山修。
人生で初めて出会った、思索者。

哲学などをどう学ぶか

　精神科医が人間観・世界観を築いていく際、その最大のフィールドは診察室である。ここには人間知の無尽蔵の源泉がある。哲学者たちがいかに博覧強記を誇ろうとも、精神科医には膨大な診療記録がある。人間の本性を探求しようとするとき、私どもが診察室という人間の坩堝をフィールドにし、質量とも他を圧倒する実地経験を積んでいるということを忘れてはならない。

　ただし、人間について学ぼうとするときに、書物もまた勉強になる。哲学にもまた学ぶべきものがある。勉強になるなら勉強すればいいし、学ぶべきものがあれば学べばいい。

　精神医学のなかでも精神病理学を選ぶ人は、当然、隣接人文学にも関心を寄せるであろう。そのなかでも哲学である。いったい精神科医、とりわけ精神病理業界の人間は哲学を引用したがるが、精神病理屋の哲学は知識としては浅はかなものであろう。

　以前、哲学者の加藤尚武が政治思想史の丸山眞男の哲学的知識を「旧制高校生程度」といってけなしたことがあった (中島, 1995)。この観点でいえば、精神科医の哲学の知識など、大学入学共通テストの倫理の問題で平均点が取れるかもあやしいレベルである。職業哲学者たちに知識不足を笑われてもしかたない。

　ただ精神病理学者たちが哲学に関心を寄せるのは、哲学知識のテストで高得点を得たいわけでも、哲学者の仲間に加えてもらいたいからでもない。哲学者たちからものを考える態度を学びたいからである。精神医学のなかに、生物学的精神医学がとらえきれない問題があり、その多くは伝統的に哲学者が議論の対象としてきていた。

Take
home
message

精神科医は、哲学の知識を求めていない。
哲学する態度を求めている。

心身問題から哲学に入る

　かつて三木清は哲学を学ぶにあたって「どこまでも自分に立脚して勉強することが大切である」と述べた (三木清, 2013)。この言葉は、精神科医が哲学を学ぶ際にも妥当しよう。精神科医ならば、自分の専門領域において内発的問題をもっているはずであり、それを手掛かりにして哲学に入っていけばいい。

　私としては、まずは、心身問題から入ることをお勧めしたい。それというのも心身問題こそ、医学が哲学せざるをえない理由であり、かつ、医師、とりわけ精神科医が哲学者と議論することに意義があるテーマだからである。

　哲学という学問は、あまりにも広範な対象を扱っており、そのほとんどは精神科医が読んで興味を惹かれるものではない。しかし、心身問題は別である。心身問題は、哲学者とともに医師、とりわけ精神科医が議論に加わるべきトピックだと私は思う。

Take
home
message
　哲学のテーマの大半は、
精神科医にとって無関係。
心身問題は別。
これこそまさに、哲学的・精神医学的問題。

ヒトはいかにイカに似ているか？
医科学的人間観

　精神科医は全員が医師である。このことは、当然のようにみえるが、心身問題という哲学的問題を考える際に深い意味をもつ。精神科医は、哲学者と異なり、知的素養としてきわめて堅固な生物学的・唯物論的思考を叩き込まれているからである。生化学、生理学、遺伝学、解剖学、発生学、病理学、薬理学など、基礎医学の全体を大学時代に表面的ではあれ、一応習得した。このことの意義は大きい。私ども精神科医は医学生時代に、明白なモノ的人間観に触れている。

　生理学の授業を思い出してほしい。いきなり、イカの話が出てきた。「神経・筋の活動の際、細胞膜内外のイオン組成において、外的刺激による一過性の電位変化が生じる。これを活動電位と呼ぶ。イカの巨大軸索で観察されたこの現象は、高等動物を含むいかなる生物にも見られ、ヒトも例外ではない」、こう教えられたのである。生物の霊長たる私どもホモ・サピエンスも、その精神活動がいかに高尚であるといっても、その実態は、いかんせん、ヤリイカ、スルメイカ、ホタルイカらのイカ諸君と同じく、いかにもモノ的な医科学的事象にすぎないのである。

　その一方で、精神科の患者たちは、「我思う、ゆえに我あり」の「我」において悩んでいる。しかし、私ども医師は、そうおっしゃる患者といえども、その中身はイカ的世界だということを知っている。この両者はどういう関係にあるのか。いかに似ていて、いかに異なるのか。こう考えてみるところから、心身問題への考察が始まるであろう。

Take
home
message

　精神科医は、医師である。
　ゆえに、堅固な生物学的・唯物論的立脚点に立つ。

■ モノ的人間観から流転的人間観へ

　ひるがえって、哲学者たちにおける心身論をみると、議論が極端から極端に揺れるように思える。哲学者たちは唯心論という極端を棄てると、機械論という極端に飛躍する。だからこそ、「人間とAIはどう違うのか」という、私ども医師から見れば愚問に思える問題が、真剣に哲学的難問として議論されてしまう。

　私は先ほど「モノ的人間観」といったが、これは正確ではない。私どもが医学部時代に教え込まれたのは、むしろ流体的な人間観、流転的な人間観である。機械としての人間ではなく、「流れに浮かぶうたかた」としての人間である。人間は生命であり、遺伝子をもち、それを液体に浮かべて膜で包んでいる。これこそ医師たちが共通してもっている人間のイメージである。膜を通して外界と交通しつつも、膜内では一定の恒常的かつ流動的な環境を維持する。こういうウェットなシステムが生命であり、脳であり、人間である。膜のなかは液体であり、その内外で酸塩基平衡があり、イオンチャネルがある。そして、この点は、ヒトであれ、イカであれ、アメーバであれ同じである。

　したがって、ヒトとイカを比較することに意味がある。しかし、ヒトとAIは似ても似つかない。比べても意味がない。人間は生命であって機械ではない。

　さらにいえば、ヒトは時間のなかに生きていて、一瞬たりともとどまることがない。「止まっている心臓」とは心停止ということであり、すでに死んでいる。生きているのならば、けっしてとどまることがない。その点は、こころであれ、からだであれ、同じである。ということは、「存在は変化しない」とするパルメニデス的世界観よりも、「万物は流転する」とするヘラクレイトス的世界観に親和性があるといえる。現在、水中に生息していかにも流動的なアメーバは、ヒトと同じ真核生物であり、ヒトとの共通祖先をもつから、比較することに意味がある。ヒトもアメーバのように流転する。しかし、ヒトとAIは、生物学的にみて関係ない。AIは「流れに浮かぶうたかた」ではない。流転もしない。

Take
home
message
　ヒトとイカを比較することには、意味がある。
　ヒトとAIを比較することには、意味がない。

■ 大森荘蔵から心の哲学へ

　本邦の哲学者のなかで、大森荘蔵は真剣に研究するに値する。彼こそ、心身問題について真摯に考察を続けた哲学者だからである。『言語・知覚・世界』（大森，1971）、『物と心』（大森，2015）、『流れとよどみ』（大森，1981）、『新視覚新論』（大森，2021）などは、すべて読むに値する。

　心身問題は、歴史的には、デカルトが『哲学原理』『省察』などで提示した心身実体二元論と、それがもたらした混乱が嚆矢とされるが、脳科学隆盛の今日にあっては、「脳とこころの関係についての問い」と言い換えていいであろう。

　大森が先鞭をつけた心身問題を巡る考察は、今日のアカデミックな哲学の一つのトレンドを作っていて、その最近の成果として『ワードマップ　心の哲学』（信原，2017）を挙げておきたい。

　この「心の哲学」（philosophy of mind）と呼ばれる分野こそ、心身問題を中心に、今日の科学が人間観にもたらすインパクトを考察しようとする哲学である。心の哲学とは「認識（認知）に関する科学研究の原理的問題に関する哲学」であり、認知科学の哲学（Philosophy of Cognitive Sciences）と換言しうる。この認知科学も最広義の意であり、神経科学、進化生物学、電算機科学などであり、近年では心理学、精神医学すらも対象とされている。

　心の哲学の基本的なテーマは、精神と身体とはどうかかわるかという問い（心身問題）である。『ワードマップ　心の哲学』は、その問題についての今日の哲学の見取り図を与えてくれる。心身問題については、二元論（相互作用説、並行説、随伴説他）、一元論（物理主義、行動主義、同一説、機能主義、消去主義他）などの視座があり、クオリア、志向性、命題的態度、自由意志、自己、他者などの基本概念を巡って、二元論対一元論の議論が行われている。

Take
home
message

　心身問題の哲学。
　その源流としての、大森荘蔵。

■ 兼本浩祐における心身問題

　心身問題に関して、現代の知見に基づいて、独自の考察を続けているのが兼本浩祐である。『心はどこまで脳なのだろうか』（兼本，2011）、『脳を通って私が生まれるとき』（兼本，2016）では、自験例に端を発して、それらを実験心理学の豊富な実例、リベットの実験、ミラーニューロンの問題、神経心理学における研究、ジャクソンの階層論、ゲシュビンドの連合離断説等の知見、データを踏まえて、広範な領域で論述を展開している。

　　「こころとは何か。本書での私たちのとりあえずの仮説は、それを表象の連鎖と考えておこうというものであった。そして表象とは、その実体は神経細胞間の再入力の渦であるというのが、私たちが採用した、この本でのさらなる仮説であった。」（兼本，2016）

　私としては、兼本の所説を、「こころとは無数の表象が交響曲のように奏でられている状態」として理解したい。その場合、交響曲に参加する多種多様な表象は、視覚由来の画像・動画情報、聴覚由来のテキスト情報のみならず、聴覚由来の音楽的情報、身体感覚由来の体感的情報・平衡感覚的情報、触覚、嗅覚、味覚、身体運動感覚などすべてであろう。そして、音楽によって、ある情緒が喚起され、記憶が想起されるように、表象の交響曲によって、感情が沸き起こり、それらもまた演奏中の交響曲に加わって、いっそう重奏に重奏が重ねられ、無数の表象の流れが壮大な交響曲として意識の流れを構成する。

　では、無数の表象とは何か。それは「電気的信号という物質性」であるが同時に「特定のパターンが特定の意味を現出させるという情報価を担っている」。この「物質性」と「情報価」との関係を考えるところに、心身問題の核心があろう。

　私はこの点を、「スーパーヴィニエンス」説（キム，2006）で理解したい。すなわち、「物質性」と「情報価」の関係は、共変関係にあり、かつ、後者は前者に依存する（「情報価は、物質性にスーパーヴィーンする」）。「情報価」の変化があるときには、必ず「物質性」の変化がある。

　具体的に述べれば、「情報価」と「物質性」の関係は、音楽と音響物理学的事象との関係であり、音楽は音響物理学的事象にスーパーヴィーンする。旋律やリズムの変化がある場合、そこには音響学的変化があり、音響学的変化なしに、

独立に旋律・リズムの変化はない。兼本のいう「情報価」と「物質性」との関係も同じで、情報価は、物質性にスーパーヴィーンし、したがって、意識に上る現象は、脳科学的事象にスーパーヴィーンする。脳科学的事象が変化すると、それに伴って意識に上る現象も変化する。意識に上る現象に変化が生じるとき、例外なく同時に脳科学的事象が変化している。ただし、両者の関係は、「還元」でも「因果関係」でもない。音楽は音響学に還元されず、音響学に還元されるものは、音楽ではない。音楽と音響学は、因果の関係でもなく、したがって、まず原因としての音響学的事象が先行し、その結果として音楽が聴こえてくるわけではない。ことほどさように、「情報価」と「物質性」の関係は、「還元」とか「因果」という関係ではない。脳科学的事象が生じるとき、それが同時進行で意識現象として立ち現れているだけである。

　私見では心身問題については、過度に神秘的に考えられすぎていたように思う。確かにこころと脳との関係は神秘的である。しかし、その神秘の度合いは、音楽と音響物理学的事象との関係が神秘的であるのと、同程度にすぎない。

　心身問題に驚く前に、ただの空気の振動が、美しい音楽として聴こえてくる事実についても、私どもは同様に驚かなければならなかったのである。さらにいえば、抗精神病薬で統合失調症の幻聴が消え、抗うつ薬でうつ病の抑うつが軽くなることに驚くのもいい。しかし、それとともに、明朗な長調の楽曲を、ただ「ミ、ラ、シを半音ずつ下げる」という単純な音響物理学的操作を加えるだけで、メランコリックな短調の曲に激変することにも驚かなければならない。音楽と音響物理学は共変関係にあり、だからこそ、単純な音響物理学的操作が結果として、曲調に劇的な変化をもたらす。同じく、こころと脳は共変関係にあり、だからこそ、ただの化合物の挿入によって、意識現象に劇的な変化がもたらされるのであろう。

Take home message　兼本浩祐の心脳問題を巡る議論。
音楽と音響物理学の関係（スーパーヴィニエンス）として、
読み替える。

木村敏から ハイデガー、宗教学へ

　多くの精神科医にとって哲学への関心は、木村敏を読むことから始まるであろう。木村敏の論文集『分裂病の現象学』『自己・あいだ・時間』などは、精神病理学の基礎文献であり、斯学に参入する際には必読である。その一方で、木村は精神医学の媒体に書けないが、自身が真に関心をもっていたことを、早い時期から一般書としてあらわしていた。『自覚の精神病理』（木村, 1970）、『人と人との間』（木村, 1972）、『異常の構造』（木村, 1973）、『時間と自己』（木村, 1982）などである。ハイデガーの『存在と時間』への関心は当初からあり、存在論的差異を巡る議論も早期から行っていた。私どもの世代の精神病理派は、存在と存在者、あるということとある（ところの）もの、ことともの、といった二者の差異について、木村に導かれて考える機会をもつことになった。

　ただ、ハイデガーに関しては、私個人についていえば、木村とは異なる角度から読んでいきたいと思っている。スピリチュアリティの文脈で理解したい。具体的な治療場面でいえば、希死念慮を抱く患者が「死にたい」といってきたとき、精神科医としてどう言葉を返すか、がんを宣告され、不安と絶望に渦中にある人に対して、精神科医としてどう言葉を返すか、このような差し迫った場面における哲学として、ハイデガーを読んでいきたいと思う。生きることの悲惨を認めたうえで、「それにもかかわらず」（ここは、ドイツ語で力強く"dennoch"とか"trotzdem"と叫びたいところだが）、といえるような、そういった精神科医でいたい。そのための、知的準備としてハイデガーを読みたいのである。

　きっかけは、ジョン・マクウォーリーの『ハイデガーとキリスト教』（Macquarrie, 2013）に触れたことにあった。ユダヤ教、キリスト教、イスラム教の文化圏に共通するのは、哲学は神学との緊張関係のなかで発展してきたという点である。ハイデガー自身は、カトリック教会の堂主の息子であり、マルティンの名は聖マルティヌスに由来し、最初に入学した大学は神学部であった。ハイデガー哲学は、神学とは常につかず離れずの関係にあり、そのまま終生にわたって続いた。実際にハイデガーは、「神学的な出自がなければ、私は決して思惟の道に至ることはなかったでしょう」と語っている（Macquarrie, 2013）。すなわち、ハイデガーとキリスト教との関係は、本邦の精神科医たちが考えるよりはるかに強いものがある。もっとも、ハイデガー哲学はキリスト教以前の古代ギリシアからも汲み取られ

ており、したがって、彼の哲学はキリスト教神学に束縛されることなく、しかし、神学が議論してきたスピリチュアルな課題を論じてきたものとして理解できると、私は思う。実際、「良心の呼び声」などという表現は、祈禱の習慣のない人間には絶対に持ちえない概念である。ハイデガーがいかに哲学と神学の差異に神経質であり、信仰と哲学との相克に生涯苦悩したとはいえ、祈禱を通して得られる経験を捨ててしまったわけではなかろう。日々の営みに埋没してしまいがちな「非本来的」なありかたにあって、自己を失い世界へと「頹落（Verfallenheit）」するとき、そのさなかにあって、けっして拭い去ることのできない「居心地の悪さ（Nicht-zuhause-sein）」がつきまとい、それらは「不安」を引き起こし、それが「本来性」を呼び起こす契機になる。この際に、不安とともに「死を前もって覚悟すること（Vorlaufende Entschlossenheit zum Tode）」が現存在を本来性へともたらす。こういったハイデガーの『存在と時間』における論理は、自分を超える存在と対話することが日常生活の一部になっているからこそ、であろう。

　ハイデガーの非本来性から本来性への道は、キリスト教の回心と酷似する。患者たちは、初診時に人生の危機に直面している。その際に感じる虚無感、無力感、不安、恐怖感、希死念慮、罪責感などは、ハイデガーが本来性への覚醒の途上として論じたものばかりである。ハイデガーの概念を借りれば、それらは無、有限性、不安、心配、死への存在、罪責などに該当しよう。患者は、この危機にあって、ハイデガーのように「良心の呼び声」を聴くことはないが、それでも自身の運命が自分を超えた力によって動かされていることを自覚する。この絶対的な受動感のなかから、暗示されて導かれるものこそ、スピリチュアリティへの道である。

　私としては、スピリチュアル・ケアという本邦の精神病理学が重視してこなかった問題を、自分なりに考えてみたくて、ハイデガーもその文脈で読んでいくつもりである。すなわち、木村敏に導かれてハイデガーを読むことになったとしても、その読み方は自然と木村敏から離れて自分の関心事に近づいていく。それでいいのである。

Take home message　　木村敏に導かれて、ハイデガーへ。
スピリチュアリティを考えるために読み直す。

人間の学は
哲学だけではない

　哲学が精神科医にとっての重要な人文学であることはたしかだが、しかし、哲学だけが人間の学ではない。それどころか哲学者も、哲学以外を読んでいる。自身の哲学を作る際に、他の人文学からもヒントを得ている。ハイデガーは、ゴッホやヘルダーリンに言及している。ヤスパースは、『精神病理学総論』（Jaspers, 1955）において「シェークスピア、ゲーテ、古代の悲劇作家、あるいは近代作家たとえばドストイェフスキイ、バルザックら」と作家の名をあげ、これらを生涯にわたって研究することを勧めている。

　一方、哲学は、日本人の私どもにとっては、しょせん舶来の学である。日本の文化に根差し、日本人が生きることの必要性から已むに已まれず生み出してきた学問ではない。ハイデガーやヤスパースが言及した作家も、私どもには、同じく外国の作家にすぎない。その意味で、私どもにとっては、この列島文化の生活に根差した、日本人の、日本人による、日本人のための人間学が必要とされる。

　そのような学問があるとすれば、私は民俗学だと思う。民俗学とは、民衆、とりわけ文字を持たない庶民を含めた市井の文化と伝承を研究する学である。私は、柳田國男のような古典から、現代の小松和彦、赤坂憲雄まで、さらにいえば、赤松啓介のようないかがわしいものにいたるまで、広く民俗学を読んできたが、そのなかでも精神科医にとってもっとも重要であり、人間学に値する思想を語った人は宮本常一であると確信する。

Take
home
message

舶来の学の前に、日本固有の学にも注目を！
宮本常一の著作こそ、偉大な人間学。

レジリエンスの学としての
宮本民俗学

　私は、宮本常一を「レジリエンスの教科書」として読んできた。レジリエンスとは、精神医学・心理学の領域では「逆境を克服する力」を意味する。宮本の仕事の全体は、これを「レジリエンスの人間学」として読んでいくことができる。

　宮本がフィールドワークで聞き取ったのは、彼の親ないし祖父の世代の古老たちの話であり、古くても幕末、新しくは戦後の数十年間の時代である。今からさかのぼれば60–150年くらい前の日本である。私どもの生きる時代ではないが、しかし、けっしてワンス・アポン・ナ・タイムではない。むしろ、オンリー・イエスタディである。しかし、この古くない時代にあっても、貧困、飢餓、堕胎、間引き、棄老が庶民の日常であったことには驚かされる。

　宮本が庶民をみる目は温かく、逆境にくじけず、苦難を克服し、危機を乗り越えていった人々の姿を浮き彫りにしようとしている。宮本の流麗な筆致には、悲憤慷慨もなければ、虚無主義もない。過酷な人生を描きつつも、そのなかにこそ人間のたくましさを見出そうとしている。

Take
home
message

つい最近まで、堕胎、間引き、棄老が日常であった。
過酷な人生のなかに、人間のたくましさを見出す。

生きるとは
可能性の限界を試すこと

　宮本常一の著作に秘められたメッセージを、私なりに解釈すれば、「知が人をして逆境を乗り越えさせる、無知は人を従順にする」ということである。それは、宮本が『忘れられた日本人』（宮本，1960）において明らかにしたように、文字を持たない人においてすら、いえる。文字を持たない人のなかにも、頭を使って苦難を乗り越えた人がいたのである。

　　どのようにささやかな人生でも、それぞれがみずからのいのちを精いっぱいに
　　生きるものはやはりすばらしいことである。生きるということは何かいろいろの
　　意味があるだろうが、一人一人にとってはその可能性の限界をためしてみるよ
　　うな生き方をすることではないかと思う。（宮本，1960）

　逆境を克服していった人は、例外なく知的である。逆境を乗り越えた人間は、ただ不平不満だけをいい続けたわけではない。境遇を甘受し、運命に翻弄されただけではない。自分なりの工夫をし、試行錯誤を繰り返し、その結果として、「可能性の限界をためしてみるような生き方」を実現することができたのである。
　精神療法とは、患者が逆境から立ち上がるのを支えることにある。そうなると、人がどのような過酷な経験をし、どのようにそれを克服していったかの実例を数多く知っておく必要がある。その点、宮本は、レジリエンスという言葉もなかった時代にあって、レジリエンスを体現した人々を描いている。生きるということの過酷さ、しかし、それをすら克服していった人たちのたくましさ、ここにこそ、私としては精神療法のヒントを得たいと思う。

Take
home
message
　知が、人をして逆境を乗り越えさせる。
　無知は、人を従順にする。

■『忘れられた日本人』から 『日本残酷物語』まで

　宮本の著作としては、有名な『忘れられた日本人』だけでなく、自伝『民俗学の旅』（宮本，1978）、遺構『日本文化の形成』（宮本，2005）などが知られている。そのほかにも講談社学術文庫、岩波文庫、河出文庫などからも多数出ており、宮本の思想に触れることができる。私は、宮本の書を断簡零墨まで読んできたが、そのなかでも『村の若者たち』（宮本，2004）が印象的であった。これは、高度経済成長期にあえて都会に出なかった若者を描いた書である。この書が扱った時代の半世紀後に、私は岩手県花巻で過ごしたが、そこには『村の若者たち』で描かれたのと同様の農村青年の苦悩があった。

　もう一点、有名な叢書も紹介しておく。レジリエンスを考えるときに最重要と思われる。宮本が監修者としてかかわった『日本残酷物語』（宮本，他，1995）である。これは残酷な物語である以上に、残酷な現実を克服した人の物語でもある。密造、略奪、山賊、海賊などの、今の価値観からいえば犯罪以外の何ものでもないことも話題に上る。娘を売った父親もいれば、売り飛ばされた娘もいた。それもまだ7・8歳の子供のうちに、吉原どころか、香港やボルネオに売られた「からゆきさん」もいた。捨てられるように鉱山に飛ばされ、暗い坑道で落盤の恐怖におびえた男もいた。貧しい家の次男、三男に生まれ、移民ならぬ棄民の憂き目にあって、南洋の地でマラリヤに罹って死んだ人もいた。しかし、そのなかでも生き延びた人がいた。

　本邦の精神医学が学として独立する以前の日本には、このような悲惨な現実がれっきとしてあり、同時にそれでも生きてきた人たちがいた。それは、私どもにとって、ひと事ではない。ほかならぬ私ども自身も、日々接している患者たちも、その人たちの末裔なのである。

Take
home
message

日本人の残酷な事実を忘れるなかれ。
私たちもまた、その末裔。

第 三 章

精 神 科 医 の
メ ン タ ル ヘ ル ス

■ 職場は
友情を育む場でもある

　私は、公私混同を嫌う。夕方になったら自室にこもり、自分の世界を作りたい。仕事が終わってからも同僚と飲みに行って、愚痴をこぼしあうとか、週末も一緒にゴルフに行くとか、あれやこれやで休日も駆り出されるのは耐えがたい。宴会で「芸」と称するものを各自が披露させられるのは見ていてばかばかしく、まして、自分にお鉢が回ってこようものなら自殺したいと思う。

　こういうと「協調性がない」といわれるかもしれないが、協調性とは宴会で裸になって踊ることではないと思う。

　しかし、そのような私でも思う、「職場は友情をはぐくむ場でもある」と。そこは、ただ給金を受け取るだけの場ではない。

　もちろん、職場の仲間というものは、もともと友達であったわけではない。偶然同じ医局に入ったとか、医局の都合で派遣されたとか、医師紹介会社のあっせんで入ったとか、そういった偶発的な理由で一緒に働くことになったにすぎない。だから、そこには友情などというものは、最初はなかった。

　ところがこの寄せ集め部隊も、仕事を続けているうちに互いの関係は変わっていく。仕事中は集中しなければならない。あまりのリラックスはふさわしくない。医療事故などのトラブルが起きれば、「和気あいあい」はありえない。有無をいわさぬ上意下達もあれば、厳しい責任追及もある。この張り詰めた真剣勝負の場にあっては、お互いの間に緊張感が走ることもある。

　ただ、こういう張り詰めた場を共有していると、私どもの間に次第にミッションを共有する仲間だという意識が芽生えてくる。医療には、現場の人間にしか共有できない苦しみがあり、悩みがあり、喜びもまたそこにある。この点は、同じ境遇にいる人間の間でないと理解し難い。職場の同僚というものは、その点で貴重な存在である。私どもは、皆、小さな齟齬を越えた、共通の目標を目指している。

　医療ドラマというものを見ていると、病院のなかの権力闘争をカリカチュアライズして描きがちである。たしかに、権謀術数、誹謗中傷、面従腹背……、こういったものが病院の世界にあることは事実だが、しかし、それは他の業界も同じであろう。

　私は、人間の醜悪さを表現するあらゆる修飾語をもってしても、けっして汚れないものが臨床の現場にはあると思う。それは、私どもを一つに結び付ける理念

であろう。

　もちろん、私どもも人間なので、些細なことで対立するときもある。しかし、私どもが　つの未完のプロジェクトに向かって突き進んでいることを思い出せば、小さなわだかまりを乗り越えることができる。つまらないいざこざに頭を悩ませるよりも、はるかにロマンのあることが精神科臨床の場にはある。そして、ほかでもない一人ひとりの精神科医たちが、その一員としてロマンを実現させようとしている、その場が医局というものであろう。

　同じ課題を与えられ、苦労をともにする仲間とは、次第に「戦友」という意識が芽生えてくる。ともに困難な局面を、互いに知恵を出し合って乗り越えていくと、同志としての親密感は深まる。

　プレッシャーのなかにあっては、人格のすべてがあらわにされる。ふだんおっとりした人間が、組織が窮地に陥っているときに、思いも寄らぬ果敢な行動に出る。いつも対立しているあいつが、あなたが苦境にさらされているときに、さりげなくカバーしてくれる。こんな機会がいくらでも出てくる。順風満帆のときは皆の背後にいるのに、組織が苦境にあうと進んで矢面に立つ、そんな気概あふれる勇者にも出会うことであろう。こういう感動の場面で生まれた信頼感が、尊いものでなくてなんであろうか。

　職場には職場の友情がある。そこが真剣な仕事の場だからこそ、そこで芽生えた友情は真の友情である。

Take
home
message

仕事仲間は「戦友」でもある。
感動の場面で芽生えた友情こそ、真の友情。

■ マイ・メンタルヘルス・ファースト

　医療人は、程度の差こそあれ、奉仕感情をもっている。これは、対人サービス職に共通している。

　組織としても、奉仕の理念を明文化することが少なくない。私の奉職する獨協医科大学埼玉医療センターは、「患者の信頼に応える」ことを謳っている。医科大のなかでは、順天堂大学が「仁」を学是としており、東京慈恵会医科大学にいたっては奉仕感情を意味する「慈恵」をそのまま大学名にしている。

　奉仕感情を抱くことは、医療人にとって必要なことである。患者は、知識と技術だけでできあがった、冷血人間にみてもらいたいとは思わない。しかし、この奉仕感情は、いとも簡単に挫折する。

　医療の現場は戦場であり、過酷な戦いが延々と続く。精神科の場合、急変もあるし、自傷や自殺、離院、暴力などの事件もある。精神科医になったら最後、穏やかに過ごせる日などほとんどない。病棟を担当している若い医師なら、入院患者のことは四六時中気になる。診察、処置、検査、処方、食事指示、外出・外泊の指示、家族との面会、電話への対応といった通常業務が患者の数だけあり、その合間に突然の急変、予定外の入院、インシデント・アクシデントが発生する。そして、やっと医局にたどり着いたと思ったら、今度は年金診断書、自立支援医療意見書、精神障害者保健福祉手帳、介護保険主治医意見書と、書類の束である。

　突然、院内PHSが鳴って、「患者が不穏なので、今すぐ来てほしい」といわれる。これはいつものことなのだが、次第に慣れてくるわけではない。むしろ、年々、疲労は蓄積していく。この生活が果てしなく続く。当然、気持ちがくじけて、燃え尽き症候群になる人も出てくる。

　新人たちの燃え尽きも心配だが、その前に奉仕感情の行き過ぎも心配である。新人は患者のために尽くそうとシャカリキになっているが、技術の裏付けは不十分である。そもそも奉仕感情のもち方にも技術が必要だとは、つゆも知らない。

　オークランド大学のバーバラ・オークリー教授らは、2012年に『病める利他主義』("Pathological Altruism")（Oakley, 2012）という書を刊行し、奉仕感情（彼女の用語では「利他主義」）に警鐘を鳴らしている。そして、「病める利他主義」よりも「健やかな利己主義」を、と主張している。「病める利他主義」とは、人のために尽くそうとする結果、自分自身のこころを病んでしまうような、過度の奉仕感情のこと

である。対人援助職の燃え尽きは、「病める利他主義」の陥穽の典型例とされる。

　自分のすべてを犠牲にして患者のために尽くす。自分のことよりも、いつも患者のことを優先する。こんなことを美談のように語れば、早晩燃え尽きる。

　新人・若手におかれては、どうか利他の精神に条件を付けてほしい。熱い思いを、ぜひとも「職業としての利他主義」「勤務時間限定奉仕」に留めていただきたい。その条件が外れれば、それは「病める利他主義」に堕すことになる。

　私が、若い精神科医たちに常に伝えていることは、「マイ・メンタルヘルス・ファースト」である。患者のこころの健康のために、自分のこころの健康を犠牲にしてはならない。病める治療者が患者のこころを癒すことはできない。健やかな治療者が自らのこころの健康をもって患者に接するとき、はじめて患者のこころのなかの健康な部分が目覚め始める。

　よく眠ること、バランスよく食べること、アルコールを控えめにとどめること、軽い運動をすること、年休をとること。これらはもっぱらセルフケアのための行動だが、だれにも迷惑をかけない。このような「健やかな利己主義」の持ち主は、職場に戻ったときに、かえって「病める利他主義」の人よりも、安定して仕事を続けてくれる。健やかな精神が健やかな身体に宿るように、健やかな精神療法は、健やかな精神にのみ可能である。精神科に進んだ、特に若い世代の方々におかれては、どうかぜひとも「健やかな利己主義」を追求してほしいと思う。

Take
home
message

患者のこころの健康のために、
自分のこころの健康を犠牲にしてはならない。
病める治療者が患者のこころを癒すことはできない。

我が精神科医人生の
あけぼの

最後に、私の精神科医になるまでを記す。
挫折と迷走の履歴だから参考にはならないが、
反面教師にはなるかもしれない。

● 精神科医という職業があるらしい

　私の母方の親族に複数名医師がいて、そのうちの何人かは長崎で被爆して亡くなったらしい。父方には、医師はいない。母の成績がよかったので父親（私の母方祖父）は「この娘は医者にしたい」と周囲にいっていたらしいが、母は「勝手に私の人生を決めないで」と思ったそうだ。母方祖父は軍需産業の技師であったので、戦中は羽振りがよかったが、戦後になって没落し、母に高校を卒業させるだけで精一杯になった。

　勉強したくても機会を得られなかった両親が、その分を自分たち兄弟のためにふんだんに与えた。私どもは早い時期から英才教育の塾に行かせてもらった。

　私のまわりに医師はいなかったが、「精神科医」という職業があるらしいということは、早くから知っていた。中学3年生ぐらいだったと思う。当時、母がキリスト教系の文学を好んでいて、遠藤周作から加賀乙彦へと移って、『フランドルの冬』や『宣告』を読んでいた。この小説家は、精神科医小木貞孝であった。

　私は、遠藤周作や加賀乙彦の深刻な本は読む気になれなかったが、遠藤の友人北杜夫の『どくとるマンボウ』シリーズは読んでいた。当時、ネスカフェが「ゴールドブレンド」のテレビCMに文化人を次々に出演させていて、「狐狸庵先生遠藤周作」とともに「どくとるマンボウ北杜夫」も、「違いがわかる男」として知られていた。北杜夫もまた、精神科医であり、その父親が中学の文学史の授業にでてきた歌人斎藤茂吉で、やはり精神科医であるということも知っていた。

　加賀乙彦、北杜夫、斎藤茂吉のおかげで、精神科医という職業がこの世にあることは知っていたが、何をする仕事かはわからなかった。しかし、いろいろな人間を見て、その経験に基づいてユニークなものの見方をする人らしいということは、おぼろげに気づいていた。

　付言すると、私は、中学生時代にラジオで精神科医の話を聴いている。「オールナイトニッポン」の木曜深夜の謎のDJ「自切俳人（ジキル・ハイド）」である。私は、このDJがだれだか全く知らなかった。あの頃のオールナイトニッポンには、無名時代のタモリやデビューしたばかりの所ジョージもいたが、自切俳人は、そのなかでひときわ異色で、最近の出来事やフォークソングの一節を取り上げて、その背後の隠された意味を明快に説明した。そして、数々の警世家風の名言を発して、中学生の私を驚かせた。その言葉の一つひとつがあまりにも鮮烈で、当時の私は「神のお告げ」として聴いていた。私はこの謎のDJを挫折した元・学生運動闘士だと推測していた

が、30年以上たってだれだかわかった。精神科医・精神分析家で、後年大学教授
となった北山修であった。

● 高校時代に未来の職業を考える

　中学の頃は北九州にいたが、地元の高校は考えなかった。自立したいと思っていたので、高校は寄宿舎のあるところに行くと決めていた。結局、久留米大学附設高校に進み、寮に入った。かなり強い意志をもって親元を離れたのだが、ただちに不安に襲われた。それは、これから先は自分で自分の人生のレールを敷く以外にないという事実ゆえである。初めて、「やばいぞ。これから自分の人生を築かないと」と気づいた。

　高校は高良山麓の見晴らしのいい丘にあり、優雅なワルツの校歌に、充実した図書館と、まことにぜいたくな環境であった。数学の勉強が厳しく、授業では最難関の参考書『チャート式数学』（通称「赤チャート」）を教科書のように使っていて、歯が立たなかった。私一人、ワンランク下の『チャート式基礎からの数学』（通称「青チャート」）を買って、補った。一方で、英語は、中学のときの塾が神奈川・栄光学園のグスタフ・フォス校長の作った格調高い教科書を使っていたので、附設の英語はレベルが低いように思えた。国語は、教師たちが「国語力をつけたければ、岩波新書、中公新書を大量に読め」と推奨していて、実際その通りにしたら国語力は目に見えて上がった。

　ただ、1年もしないうちに、ついていくことはあきらめた。なにしろ「全生徒が天才少年」のようなところである。特に理数系は、高校から入った私は、附設中学出身の秀才に歯がたたなかった。

　成績にこだわるよりも、自分の人生を作らないといけない。同級生たちを見ていて、「勉強ができることと、将来をまじめに考えることとは別だ」ということもわかった。私は「これからはだれも自分を導いてはくれない」という事実が不安であったが、同級生の天才少年たちは目の前の勉強しか興味がないらしい。皆、将来については呑気に構えていた。「久留米商業や柳川高校の高校球児は甲子園を目指す。同じく、附設高校生は東大を目指す。それがだめなら、九大だ」とでもいいたげな風情であった。まことに天真爛漫で、学部はそのときの成績で決めるつもりらしい。

　しかし、私は、偏差値だけで学部を決めるのは危険だと思った。そこに自分に向いた道があるとは限らない。そもそも、どんな環境にも柔軟に適応できるタイプでは

ない。それどころか、どんな環境であれ、およそ適応できそうな気はしなかった。こ
の世に自分が生きていける場所があるのかすら、わからなかった。ともかく職業につ
いてサーベイすることにした。専門知識をもち、資格も取って、それを保険にして生
きていくのが安全策のように思えた。

　当時はインターネットなどという便利なものはない。ただ、私の高校には西原和美
先生という、附設高生ならだれもがお世話になったカリスマ国語教師がおられて、
その先生の尽力で図書館が充実していた。それで、最初の夏休みに帰省する日を
遅らせて、岩波新書、中公新書の棚を端から読んでいくことにした。内容を理解す
るためではない。世の中にどんな仕事があるのか知りたくて、職業案内の目的で
ページをめくった。専門職で、食えそうな仕事はないか、そんな関心をもって、経済
学、社会心理学、法医学、哲学、文学といった学者の本を読んだ。

●島崎敏樹『生きるとは何か』

　そこでもっとも印象に残ったのが島崎敏樹の『感情の世界』『心で見る世界』『孤
独の世界』『生きるとは何か』といった一連の著作であった。

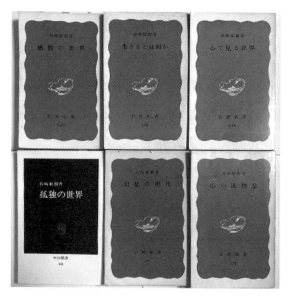

印象に残った島崎敏樹の本

精神科医島崎敏樹については、明治書院の『現代国語Ⅰ』にも文章が載っていた。島崎藤村の長兄の孫であり、その格調高い名文はいまだに入学試験にも出てくる。
　島崎の一連の著作は「人間とは何か」という根本問題を精神科医の立場から考えようとした著作である。

　　一見すると精神病理的な体験というものは、私どもの心とまるでかけはなれたものと思われがちだが、事実はそうでない。この人たちが描きだしたこの上ない幸福感、法悦感、あるいは震駭的な不安、絶望などを知ることによって、私どもの淡いさまざまの感情もはっきりそれと気づかれるようになるのである。
　　（島崎敏樹『感情の世界』）

　すなわち、島崎は精神病理現象を、人間一般、つまり、普通の私どもの経験を理解するために、考察しようとしていた。幸福とは何か、不安とは何か、絶望とは何か、これらは、私どもにおいては淡く、あいまいに感じられているに過ぎない。私どもの体験を内省的に掘り下げるだけでは、見えないものがある。これらの感情は、むしろ病的な事例において、極端な形で示されている。大胆で自由なデフォルメがかえって対象の実像を映し出すように、病的な事例では、明暗の強調により、感情の特徴が誇張されている。こうして、見事に表現されている特異な感情に眼を向けてみると、ひるがえって、同様の感情が、私どもにも見い出されることに気づかされる。私どもにはごく微妙な形でしか感じられないけれど、これらの感情は、実は人間にとって普遍的な現象なのである。
　島崎は、「感情とは何か」「孤独とは何か」「生きるとは何か」といった抽象的に見える問題を、臨床の具体例を通して考えようとしていた。人間に関するあらゆる学問は、最終的には「人間とは何か」という根本問題に帰着する。いや、そうでなければならないのである。
　私は、こういう大きな問題を、日々の仕事のなかで考えることができる職業とは何とすごいのかと感動した。島崎敏樹の考察は、大きなテーマを取り上げておきながら、高踏的ではなく、地に足がついていた。思索が実際の診療のフィールドに根ざしていて、何一つ机上の空論ではなかった。「これが精神医学なのか。これが精神科医なのか」と思った。

●とりあえず医学部を目指す

　私は「医師になりたくて」ではなく、「精神科医になりたくて」医学部に入った。そのことは間違いない。しかし、それを「吾、十有五にして精神科を志ざし……」などと偉そうに主張することはできるはずがない。高校生が医学部を志望するのは、もっと現実的な動機である。

　人間に関する学問は、精神医学だけではない。文科系の学問のなかにいくらでもある。図書館で仕入れた知識だけでも、哲学、社会学、人類学、文学など多様な分野の学者が人間をテーマにして書いている。それらの他分野の学者は多彩であり、明らかに層も厚い。

　層が厚いということは、逆にいえば、それだけ競争も激しいということである。多数の有能な学者たちのなかで、埋もれてしまう人もいるだろう。一方、精神科医で著作家は、少なくとも自分の高校時代は多くはなかった。精神科医なら自著を出す機会は得られそうだが、しかし、それを実行している人は少ない。これは、自分にもチャンスがあるのではないか。

　それと、文系の学問は、「食べていけるのか」という心配もあった。新書の著者の経歴を見たら、ほとんどが東京大学卒か京都大学卒である。役所や企業以上に閉鎖的な学閥社会らしい。学者を目指して挫折すれば、もう企業社会には戻れないだろう。あとは、食うために田舎で塾の教師でもして、つつましく人生を過ごすのだろうか。

　一方で、医者はいかにも生活を安定させてくれそうな職業に思えた。最近、私は京都の深尾憲二朗氏が（深尾，2018）、精神科医になった理由として、ほぼ似たような動機を語っていて、大いに賛同した。これを「若者らしくない打算的な生き方」としてけなすこともできるだろうが、若者とは大人が思うよりも打算的である。それというのも、およそ若者ほど人生への不安にさいなまれる世代はないからである。

　偶然にも、自分の高校は医科大学の系列校であった。医師の子弟も多く、私の属していた理系クラスは、東大志望と医大志望ばかりであった。彼らから影響を受けた面もあった。医師の職業についての話も、医学部の入試情報もふんだんに入ってきた。

「精神科医といえども一応医者だから、まあ食いっぱぐれはなかろう」と、そう私は踏んでみた。

「とりあえず医学部を目指してみるか」

それが、高校生の私が精いっぱい考えた結論であった。

● 青葉萌ゆる杜の都へ

　生まれは鎌倉市大船だが、記憶にない。3歳で転居した杉並区永福町が私の最初の記憶である。幼児の記憶は美化されるもので、私にとって、母に子犬のようにまとわりついていた幸せな日々だったように思う。しかし、母の思い出のつまった永福町も、実際はわずか3年しか過ごしていない。その後は、千葉、北九州、久留米と転々と居を変えた。

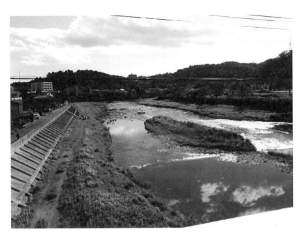

仙台市を流れる広瀬川

　生まれてから何度も転居を繰り返していたので、「人生は旅である」という実感は、十代の頃からすでにあった。砂を噛むような味気ない受験戦争の毎日であったから、未知の土地への憧憬は強かった。図書館の雑誌のコーナーには、日本交通公社刊行の隔月誌『旅』が常備されていた。国鉄は「ディスカバー・ジャパン」キャンペーンを行い、薄幸の美少女山口百恵が『いい日旅立ち』を歌っていた。現代国語の教科書に掲載された三木清の名文「旅について」も、「人生そのものが実に旅なのである」と結んでいた。

　「旅に出たい。もう、ここにはいたくない。新しい土地に身を置き、新しい空気、新しい出会い、新しい経験を探したい」、そう思って本を読めば、石川啄木が自分を北海道へと誘い、室生犀星が金沢へと誘い、北杜夫が松本、仙台へと誘っているよう

に思えた。この頃から、志望を北大、金沢大、信州大、東北大といった、北の町の大学に定めた。

折しも、さとう宗幸が『青葉城恋唄』を歌っていた。「杜の都仙台はよさそうだ」、そう思って東北大学を受けてみることにした。入試のために仙台空港に降り立ったときの切れるような寒さは、忘れられない。幸い、合格した。

● バブル前夜のおおらかな時代

私が医学部に入ったのが1981年。エズラ・ヴォーゲル著『ジャパン・アズ・ナンバーワン』が1979年、バブル時代が1985年から1991年だから、私が仙台の生活を始めたのは、バブル前夜のまことにおおらかな時代であった。当時、日本人全体がいささか誇大妄想的になっていたが、とりわけ地方都市の医学生にはその傾向が強かった。この美しい大学都市で、私はまことに恥多き青春を送ることになる。

私は友人に恵まれた。私のまわりには、一年か二年の浪人生活を経て医学部に入ってきた人間が多かった。彼らは、子供のような私を見下すでもなく、対等に扱ってくれた。しかし、十代の後半の1・2年の差は大きく、彼らはすべてにわたって大人に見えた。

岩手や鹿児島出身の年長の同級生、この二人は小林秀雄やゲーテやバッハのことを「友達のように」語った。しかも、二人とも受験参考書についてほとんど知らない。私が当然のように知っているさまざまな問題集のことを何も知らない。「英語はどうしたのか？」と聴くと、「モームやエリオットを読んだ。古文なら『源氏物語』だ」と、こう静かに語った。部屋にはビル・エバンスのピアノが鳴っていた。これには驚かされた。彼らは高校三年間受験勉強なんかしないで、エリオットがどうの、紫式部がどうの、ビル・エバンスがどうのという世界に生きていて、予備校で少し勉強して楽々と医学部に入ってきていたのである。私はといえば、恥ずかしいことに、精神の世界を築くべき十代を無意味な受験勉強に費やしていたのであった。

● 仙台の医学生は授業に出なかった

北杜夫の『どくとるマンボウ青春記』には、仙台で医学生生活を始めた頃、あれほど厳格な父親斎藤茂吉が「大学には行かなくていい」というのであきれたという記述がある。

私と北杜夫とは、30歳以上の年齢差があるが、それでも1980年代の東北大学の医学生たちは『どくとるマンボウ青春期』の時代と大きな違いはなかった。今ではこんな呑気なことは許されないらしいが、少なくとも当時は講義に出るよりも、課外で活動に取り組んでいるほうが一目置かれた。先輩たちも、「医学の勉強は医者になってからいくらでもできる。学生時代はもっと別のことを勉強しろ」といっていた。

　岩手と鹿児島の彼らは、日仏学館に通ってフランス語の勉強を始めていた。中国語を学んで、しばしば中国に出かけている人もいた。海外で医療ボランティアとして働くことを考えて、バングラディシュ帰りの結核の専門家の医師に会いに行った友人もいた。ある年上の後輩は、「北大工学部を休学して世界一周旅行をしたら、もう大学に戻る気になれなくて、中退して、医学部に入りなおした」と語っていた。

　私は行動力もないし、そもそも対人恐怖気味で、人と普通に話すことすらできない情けなさであったが、それでも、こういう型破りな友人を持てたことは、幸運であった。

● みすず文化から精神医学へ

　仙台では、「みすず文化」というものに少し触れることができた。

　私にとって最初のみすずは、島崎敏樹の『生きるとは何か』にしばしば引用されていた神谷美恵子著『生きがいについて』だったと思う。白を基調にしたシンプルな装丁で知られるみすず書房だが、神谷美恵子著作集だけはグレーであった。神谷美恵子自身が島崎敏樹の強い影響下にあったので、文体も思考の流れも似ていて、私には読みやすかった。

　神谷美恵子著作集のみならず、概してみすずは精神医学関係の本を多く出している。私は学生時代、R.D.レインの『引き裂かれた自己』、ミンコフスキーの『精神分裂病』、ヤスパースの『精神病理学原論』などをよく読んだ。

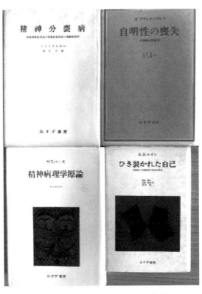

みすず書房　精神医学関連文献

ミンコフスキーなどは難解であったが、この書を読むことを通して、「本はノートを取りながら読まないと理解できない。ノートをとっても理解できないこともあるが、とらないよりはましである」ということを知った。これらの本は、精神科医になってからも時折読むが、当然ながら理解は早い。そもそも精神科医としての経験がなければわかりようのないことが書かれていて、学生時代に戸惑ったのは当然であった。

●宮本忠雄『精神分裂病の世界』

みすず書房の本を通して、精神医学が単なる医学の一分野であるにとどまらず、20世紀の思潮の一画をなしていることにも気づいた。

その一番の理由は、ジグムント・フロイトが文化現象全般にわたる広範な関心をもっていたこと、さらにはフロイトの死後、人文学の諸派がフロイトを医学書としてではなく、思想書として読むことを始めたからであった。

私個人としては、宮本忠雄の『精神分裂病の世界』を読んだときの印象が強かった。

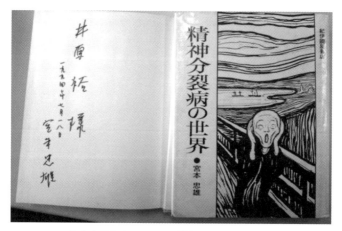

宮本忠雄先生サイン入り『精神分裂病の世界』

この書は、フランツ・カフカの孤独の三部作や、サルトルの『嘔吐』、ムンクの『叫び』などを、臨床の精神病理現象と等価に論じていた。20世紀とは、古代ギリシアに始まったヨーロッパ文化が爛熟を極めた近代が、同時に疑いようのない頽廃の兆しを見せ始めた時代でもあった。しかし、そこに精神病理に通じる事象が見出される

のならば、逆に、精神医学を学ぶことで文化と思想に触れる手がかりになるかもしれない。すなわち、私は精神医学を、西洋の知的世界に入るための入り口ととらえたのであった。

実際、それは的外れではないように思われた。青土社の『現代思想』は、その1984年12月号において「精神医学の23人」という特集を組み、中村雄二郎（哲学）、宮本忠雄（精神病理学）、小此木啓吾（精神分析学）の座談会を企画している。その冒頭で中村は次のように述べている。

> 現在人間の問題を考える場合に、精神医学の研究成果を無視することはできなくなっていると思うのです。新しい領域としては、文化人類学や動物行動学などいろいろな分野が拓かれてきているわけですが、その中でもとくに精神医学が一大領域を形作っているのではないか。それというのも、精神医学の領域の問題であることを特に意識していなくても、そういう研究にふれないと、今や人間の問題について十分に語ることは難しくなってきている。
>
> （中村雄二郎『現代思想』p.194より）

人間について語るには、精神医学を知らなければならない。哲学者のこの一言くらい精神医学へのロマンを掻き立ててくれたものはなかった。

●宮本忠雄の主宰する医局へ

医学生時代の最後の夏休みに、宮本忠雄その人に会いに行った。自治医大の医局に行き、秘書に通された部屋に入ると、『現代思想』に載っていた写真そのままの人が現れた。

「なぜここに？」との質問に、「自分の勉強したいことが"精神病理学"という名で呼ばれているらしいということがわかりました。先生の『精神分裂病の世界』に"論理と心理"という章があって、ああいうことを研究するのが精神病理学なのではありませんか？」とお尋ねしたところ、入局が許された。

●わが修業時代

若きドストエフスキーは、兄にあてた書簡のなかでこう述べている。「人間は、秘

密の存在です。この秘密を解かなくてはなりません。一生をこの秘密に費やしたとしても、時間を無駄にしたとはいえない」と（井桁，1989）。

　思えば、修業時代の私は、ドストエフスキー並みの情熱と、同じほどの誇大な想念をもって精神医学を見つめていた。人間という迷宮に入るとき、精神医学が見取り図を与えてくれると信じていた。

　こういう気宇壮大な野心は、臨床を始めるとしぼむどころか、日増しに膨らんでいった。毎週の症例検討会は、『精神分裂病の世界』の著者その人が主宰していた。

　ディスカッションにおいては、古典的な症例との対比が話題になったが、そのなかにはブランケンブルクの「アンネ・ラウ」や「ハンス・ヨアヒム」、フロイトの症例シュレーバー、ガウプの「教頭ワーグナー」などの精神医学症例のみならず、ドストエフスキーのムイシュキン公爵（『白痴』における神秘体験）、ジャン・ジャック・ルソーの『告白』（パラノイア論に関連して）、躁鬱気質者としてのゲーテなども含まれていた。斯学が知の世界への窓だとの予感は、裏切られることはなかった。

　こうして、医師人生のあけぼのは明けた。

■ あとがき

　私は精神科医としてじつに幸せな揺籃時代をもった。よき出会いがあり、よき師匠に恵まれ、多くの僥倖にも預かって、職業人として一歩を踏み出すことができた。

　今の私は大学病院の小さな医局の責任者を務め、新人たちを見守る立場にある。私がそうであったように、彼らにもよき時代を送ってほしいと思う。

　医師としての修業時代は二度とこない。最初の患者にはもう会えない。最初に書いた処方箋は、クラークさんにわたしてしまったから、もう手に入らない。最初に書いたカルテは、私の時代は紙媒体だったから、今ごろは病院のかたすみで朽ちているか、廃棄されていることであろう。

　もどることもできず、とりかえしもつかない身になってみて、若き精神科医たちに伝えたいことは、何よりも「大きなアンビションをもって、この時代を送ってほしい」ということである。

　美しいものへの憧憬、まだ見ぬ世界への関心が、行動の原動力になる。ぜひとも、豊かな経験をしてほしい。患者とのやりとり、学会で訪れた町、偶然の出会い、外勤先へと向かう車窓の風景…、どんなことでもこころに刻みつけてほしい。出会いもあれば、別れもある。期待が大きければ失望も大きい。野心もあれば、挫折もする。しかし、焦燥の夜の後に、希望の朝が来ることもある。失望も、挫折も、焦燥も、どれ一つとして無意味なものはない。あらゆることがこの濫觴の時代に欠かせない一要素である。すべての出来事がドラマの一場面であり、一人一人の若き医師たちは、そのドラマの主人公である。

長い遍歴をへて、私は今、坂道を少しずつ下りている。若き精神科医たちは、急坂を息せききって上っている。坂を上りきるまでは、その先に何があるかわからない。どこに美しい花が咲き、どこに危険な動物がひそんでいるかもわからないから、不安であろう。心配はいらない。いずれ、坂を上り切れば、景色は開ける。そのときには、精神科医としての人生をある程度見わたすことはできるだろう。しかし、その安心感とともに、死が思いもよらぬ近さで、下り坂の向こうに待ち構えていることにも気づくであろう。

　どうか、よき修業時代を送ってほしい。一度しかないこの時代に、可能性の実験を試みてほしい。

2024年3月、春がすみの元荒川河畔にて

井原　裕

文献

- 青木省三（2007）『精神科臨床ノート』日本評論社.
- 井桁貞義（1989）『ドストエフスキイ』清水書院.
- 井原裕（2000）「ウォーコップ村にて」『こころの臨床à·la·carte』19，pp. 100-101.
- 井原裕（2006）『精神科医 島崎敏樹—人間の学の誕生』東信堂.
- 井原裕（2009）『激励禁忌神話の終焉』日本評論社.
- 井原裕（2011）「いけないことではない。でも触れてはいけない—精神療法の侵襲性について—」『精神科治療学』26，pp. 323-326.
- 井原裕（2013）『生活習慣病としてのうつ病』弘文堂.
- 井原裕（2015）『うつの8割に薬は無意味』朝日新聞出版.
- 井原裕（2016a）『うつの常識、じつは非常識』ディスカバー・トゥエンティワン.
- 井原裕（2016b）「安永浩のファントム空間論—隠喩としてのスキー」『精神科治療学』31，pp. 791-795.
- 井原裕（2023）「古典『精神科医島崎敏樹　人間の学の誕生』」『精神科臨床Legato』9，pp. 114-117.
- 牛島定信（2000）「精神医学における精神療法の訓練」『精神療法』26，pp. 121-124.
- 大森荘蔵（1971）『言語・知覚・世界』岩波書店.
- 大森荘蔵（1981）『流れとよどみ』産業図書.
- 大森荘蔵（2015）『物と心』筑摩書房.
- 大森荘蔵（2021）『新視覚新論』講談社.
- 笠原嘉（1980）『予診・初診・初期治療』診療新社.
- 笠原嘉（2013）「『全体の科学』のために」『笠原嘉臨床論集』みすず書房.
- 兼本浩祐（2011）『心はどこまで脳なのだろうか』医学書院.
- 兼本浩祐（2016）『脳を通って私が生まれるとき』日本評論社.
- 神谷美恵子（1966）『生きがいについて』みすず書房.
- 神谷美恵子（1982）『日記・書簡集』みすず書房.
- 神谷美恵子（2005）『遍歴』みすず書房.
- カロッサ（著），国松孝二（訳）（2012）『指導と信従』岩波書店.（Carossa H（1933）『Führung und Geleit』Suhrkamp）
- 神田橋條治（1990）『精神療法面接のコツ』岩崎学術出版社.
- 北山修（2014）『意味としての心 —「私」の精神分析用語辞典』みすず書房.

- 木村敏（1970）『自覚の精神病理』紀伊國屋書店.
- 木村敏（1972）『人と人との間』弘文堂.
- 木村敏（1973）『異常の構造』講談社.
- 木村敏（1975）『分裂病の現象学』弘文堂.
- 木村敏（1982）『時間と自己』中央公論社.
- 木村敏（2006）『自己・あいだ・時間―現象学的精神病理学（ちくま学芸文庫）』筑摩書房.
- 島崎敏樹（1960）『心で見る世界』岩波書店.
- 島崎敏樹（1974）『生きるとは何か』岩波書店.
- 島崎敏樹（1977）『病める人間像』講談社.
- 島崎敏樹（1952）『感情の世界』岩波書店.
- 島崎敏樹（2002）『人格の病』みすず書房.
- 下坂幸三・中村伸一（1988）「精神療法の側から「精神病理学」を見る」『臨床精神病理』9, pp. 33-44.
- 社会保険研究所（2020）『医科点数表の解釈』令和2年4月版.
- ジェグォン・キム（著），太田雅子（訳）（2006）『物理世界のなかの心―心身問題と心的因果』勁草書房.
- ジョン・マクウォーリー（著），村上喜良（訳）（2013）『ハイデガーとキリスト教』勁草書房.
- テレンバッハ（著），木村敏（訳）（1985）『メランコリー』みすず書房.（Tellenbach H (1983)『Melancholie. 4 erweiterte Aufl』Springer Berlin）
- 土居健郎（2000a）『土居健郎選集4 精神療法の臨床』岩波書店.
- 土居健郎（2000b）『土居健郎選集5 人間理解の方法』岩波書店.（土居健郎（1977）『方法としての面接―臨床家のために―』医学書院）
- 友田不二男・伊東博・堀淑昭・佐治守夫，ほか（編）（1966-1968）『ロージァズ全集』（3, 5, 7, 8, 16巻に収録）岩崎学術出版社.（Rogers CR（1951）『Client-centered Therapy』Houghton Mifflin）
- 中井久夫（1982）『精神科治療の覚書』日本評論社.
- 中井久夫（2010）『日本の医者』日本評論社.
- 中井久夫（2013）『分裂病と人類』東京大学出版会.
- 中島義道（1995）『哲学の教科書―思索のダンディズムを磨く』講談社.
- 西丸四方（編）（1974）『臨床精神医学事典』南山堂.
- 西丸四方（1989）『精神医学の古典を読む』みすず書房.
- 西丸四方（1991）『彷徨記―狂気を担って』批評社.

- 西丸四方・西丸甫夫（2006）『精神医学入門　改訂25版』南山堂.
- 信原幸弘（編）（2017）『心の哲学　新時代の心の科学をめぐる哲学の問い』新曜社.
- 深尾憲二朗（2018）「精神医学の哲学と精神病理学」（書評『精神病理の形而上学』）学樹書院.
- 三木清（2013）「哲学はどう学んでゆくか」『読書と人生』講談社.
- 宮本忠雄（1977）『精神分裂病の世界』紀伊國屋書店.
- 宮本忠雄（1982）『妄想研究とその周辺』弘文堂.
- 宮本忠雄（1994）『言語と妄想　危機意識の病理』平凡社.
- 宮本常一（1960）『忘れられた日本人』未来社.
- 宮本常一（1978）『民俗学の旅』文芸春秋社.
- 宮本常一・山本周五郎・揖西高速，ほか（監）（1995）『日本残酷物語』平凡社.
- 宮本常一（2004）『村の若者たち』家の光協会.
- 宮本常一（2005）『日本文化の形成』講談社.
- 森一郎（1997）『試験にでる英熟語』青春出版社.
- 安永浩（1992）「分裂病症状機構に関する一仮説（ファントム空間論について）」『安永浩著作集 ファントム空間論』金剛出版，pp. 133-164.
- 安永浩（2000）「ミレニアム回想」『土居健郎選集 2 月報1』岩波書店，pp. 6-8.
- 安永浩（2002）『精神科医のものの考え方―私の臨床経験から』金剛出版.
- ヤスパース（著），内村祐之・西丸四方・島崎敏樹・岡田敬蔵（訳）（1953-1956）『精神病理学総論(上)(中)(下)』岩波書店.（Jaspers K(1948)『Allgemeine Psychopathologie』Springer-Verlag）
- ヤスパース（著），小倉志祥・林田新二・渡辺二郎（訳）（2011）『哲学』中央公論新社.（Jaspers K（1948）『Philosophie II Existenzerhellung』Springer-Verlag）
- 渡辺雅子（2007）「日・米・仏の国語教育を読み解く―「読み書き」の歴史社会学的考察」『日本研究』35，pp. 573-619.
- Oakley B・Knafo A・Madhavan G・Wilson DS（eds）（2012）『Pathological Altruism』Oxford University Press.

（出版社名は発行当時のものとする）

索引

著者プロフィール

井原 裕 [いはら・ひろし]

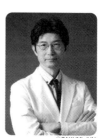

獨協医科大学埼玉医療センターこころの診療科
主任教授

©TAKUMI JUN

<略歴>

1962年	鎌倉に生まれる
1987年	東北大学医学部医学科卒業
1994年	自治医科大学大学院修了（医学博士）
1995-1998年	ケンブリッジ大学留学（2001年、PhD 修得）
1999年	国立療養所南花巻病院勤務
2007年	順天堂大学精神科准教授
2008年	獨協医科大学越谷病院精神科（同年「こころの診療科」に改称）教授
2020年	獨協医科大学埼玉医療センターこころの診療科主任教授

<専門>

うつ病、発達障害、プラダー・ウィリー症候群等。精神科臨床一般のみならず、産業精神保健、刑事精神鑑定等にも対応。現在、日本の大学病院で唯一の「薬に頼らない精神科」を主宰。

<著書>

『精神科医島崎敏樹　人間の学の誕生』（東信堂）

『生活習慣病としてのうつ病』（弘文堂）

『精神鑑定の乱用』（金剛出版）

『思春期の精神科面接ライブ』（星和書店）

『プライマリケアの精神医学』（中外医学社）

『激励禁忌神話の終焉』（日本評論社）

『うつ病から相模原事件まで―精神医学ダイアローグ―』（批評社）

『うつの常識、じつは非常識』（ディスカバー社）

『相模原事件はなぜおこったのか』（批評社）

『「子どもの発達障害」に薬はいらない』（青春出版社）

『精神科医が実践するデジタルに頼らない効率高速仕事術』（ディスカバー社）

『精神療法の人間学』（岩崎学術出版）

精神科医として生きる ―診察室の人間学―

2024年6月20日 第1版第1刷 ©

著　　者　井原　裕　IHARA, Hiroshi
発 行 者　宇山閑文
発 行 所　株式会社金芳堂
　　　　　〒606-8425 京都市左京区鹿ヶ谷西寺ノ前町34番地
　　　　　振替　01030-1-15605
　　　　　電話　075-751-1111（代）
　　　　　https://www.kinpodo-pub.co.jp/
組版・装丁　瀧澤デザイン室
印刷・製本　シナノ書籍印刷株式会社

落丁・乱丁本は直接小社へお送りください、お取替え致します。
Printed in Japan
ISBN978-4-7653-2003-0